Ketofasting

Ketojenik Beslenme ve Aralıklı Oruç

KETOFASTING
Ketojenik Beslenme ve Aralıklı Oruç

Yazan: Dr. Can Çiftçi
Editör: Sema Çubukçu

1. baskı / Mayıs 2019
13. baskı / Haziran 2022 / ISBN 978-625-8495-51-5
Her 2000 adet bir baskı olarak kabul edilmektedir.
Sertifika no: 44919

Kapak tasarımı: Feyza Filiz
Kapak fotoğrafı: Buğra Ceyhan
Baskı: Yıkılmazlar Basın Yayın Prom. ve Kağıt San. Tic. Ltd. Şti.
15 Temmuz Mah. Gülbahar Cad. No: 62 / B Güneşli - Bağcılar - İSTANBUL
Tel: (212) 515 49 47
Sertifika no: 45464

Doğan Yayınları Yayıncılık ve Yapımcılık Ticaret A.Ş.
19 Mayıs Cad. Golden Plaza No. 3, Kat 10, 34360 Şişli - İSTANBUL
Tel. (212) 373 77 00 / Faks (212) 355 83 16
www.dogankitap.com.tr / editor@dogankitap.com.tr / satis@dogankitap.com.tr

Ketofasting

Ketojenik Beslenme ve Aralıklı Oruç

Dr. Can Çiftçi

Doğan Kitap

İçindekiler

Tarih tekerrürden ibaret

Son yüzyıl insan hayatını kökünden değiştirdi. Ne yazık ki olanlar sadece bir cümleden ibaret değil. Çünkü geçmişimizin büyük kısmını unuttuk, hatırladığımız ufak tefek detayları ise "modern olmaması sebebiyle" inkâr ettik.

Artık büyük çoğunluğumuz kalabalık şehirlerde, bahçesiz evlerde oturuyoruz. Zira nüfus kat be kat arttı. Kırsal kesimde oturan insanlar ise nüfustan değil, gıda teröründen etkileniyor. Çünkü marketler artık lezzetli ve ucuz "kötü besinler"le dolu. Ayrıca toplum olarak sıfır beden modelleri izliyor, karın kası olan erkeklere özeniyor ve estetik kaygılarımız sebebiyle onları hiç düşünmeden kopyalıyoruz.

İşin kötü tarafı, alışkanlıklarımız da değişti ve kimse bunun farkında değil. Marketteki mevsimi olmayan sebzeyi pörsümüş halde poşete dolduruyor, adını tam olarak telaffuz edemeyeceğimiz kimyasalların adeta bir çorba gibi karıştırıldığı güzel paketli besinleri düşünmeden sepete atıyoruz. Çünkü bize göre artık sebzelerin hangi mevsimde yetiştiğinin hiçbir önemi yok ve katkı maddeleri sadece o besinlerin raf ömrünü uzatmak için "iyi niyetli" üreticiler tarafından ekleniyor. Yöremizdeki doğal ürünleri bilmiyoruz. Muzun her yerde yetiştiğini sanan, favori meyvesi papaya olan bir nesli bizler yarattık.

O nesil ayrıca artık kahvaltıda tereyağı yemiyor. Çünkü okullarında ünlü ve örnek aldığı kişilerin reklamlarda tükettiği çekici dondurmalardan var. Daha da kötüsü, anneler artık çocuklarına bunun için para vermek zorunda. Çünkü çocuğu dikkat eksikliği ve hiperaktivite bozukluğu teşhisi aldı ve tatlı onu "nedense" sakinleştiriyor; en azından bir süre!

Bana bir şey olmaz demeyin. İhtiyaçların genel olarak değişmesi sizi sandığınızdan çok etkiliyor. En güzel örnek ise market raflarını inceleyince ortaya çıkıyor. Kötü beslenenlerin ihtiyaçları ve satın aldıklarına göre dizayn edilen raflarda sizin ihtiyacınız olan doğal ürünler artık yok. Kim birkaç sağlıklı insanı düşünür ki?

Sonuç olarak koca bir bataklığın içerisindeyiz ve etrafta olan tek şey kalan zamanınızda sizden daha çok para koparmaya çalışan umut tacirleri. Ne yazık ki bu bataklıkta yalnızız.

Biliyorum, çok karamsar bir tablo çizdim ama bu bir son değil. Belki hastasınız, belki de kendinizi bildiniz bileli fazla kilolarınızla boğuşuyorsunuz ya da uzun yaşamın sırrını keşfetmeye çalışırken yolunuzu kaybettiniz. Ne olduğu hiç önemli değil, amaçlarınıza hizmet edecek bir beslenme tarzını size anlatmak için karşınızdayım.

Merak etmeyin, bu kitap size mucize sunmuyor. İstediğinizi yiyerek kilo verme yöntemlerinden de bahsetmiyor. Zaten öyle bir yalanla vakit kaybetmenizi de istemem.

Bu kitap doğru beslenmenin taşlı ve dikenli yollarında size yol arkadaşı olmayı ve kaybolduğunuzda size yol göstermeyi amaçlıyor.

Ah yavrum ah, ne varsa eskilerde var!

Medya, spekülasyonları ve reytingi çok sever. Bu sebeple sabah kuşağındaki programlarda gördüğünüz çoğu sözde "uzman" inanılmaz söylemlere imza atıyor. Ömür uzatan telomer tedavileri, günde altı öğün beslenerek kilo veren ünlüler, sıfır beden mankenlerin güzellik sırları ve nicesi.

Bunlardan belki de en klişeleşmiş olanı ise modern şeylerin geleneksellere göre daha iyi olduğu fikri.

Çoğu zaman geleneksel düşünceye katılmasam da beslenme konusunda eskilerin bazı yöntemlerinin kullanılabilir olduğu bir gerçek. Çünkü deneyim bir süreç ve insanların beslenmeyle ilgili deneyim kazanması yüz binlerce yıl aldı. Dolayısıyla beslenme konusunda geleneksel yöntemleri değerlendirmekte fayda var. Aksi halde binlerce yıl boyunca deneyimlenmiş şeyleri kısacık ömrünüze sığdırmaya çalışacak ve bu beyhude amaç uğruna bedeninizi zarara uğratacaksınız.

Ayrıca beslenme konusunda yaşanılan problemler modern ve

geleneksel yöntemlerin çatışmasından ibaret değil. Hastalıklar gibi, doğru beslenme üzerine de uzun süredir konuşulduğunu ve onlarca farklı fikrin hâlâ gündemde olduğunu göreceksiniz. Çünkü yiyecek sektörü dünyanın belki de en büyük ticari pazarı ve bu alandaki çekişmeler bilimi de yönlendiriyor. Pusulası şaşmış bilim ise beslenme konusunda bir o yana, bir bu yana sürüklenirken aydınlatması gereken toplumun kafasını karıştırmaktan öteye gitmiyor.

Birçok besin kanser yapar ve sizi kanserden korur: Bilimin karanlık yüzü

Biraz önce bilimin beslenme konusunda çok tutarsız olduğundan bahsettim. Böyle bir fikri size bir hekim olarak açık bir şekilde belirtmem şaşırmanıza neden olmuş olabilir. Ama durun, üzülecek bir şey yok. Bilimin iki yüzlü yanından sizi korumak için buradayım!

Durumu size daha iyi izah edebilmek için çarpıcı bir örnek vermek istiyorum. 2013 yılında beslenmeyle ilgili önemli bir bilimsel dergide besinlerin kansere sebep olma ve kanserden koruma özelliklerinden bahseden çalışmaları derleyen bir makale yayımlandı[1]. Bu makaleye göre kırmızı et, tereyağı, süt, yumurta, limon, peynir, havuç, çay gibi birçok besin öğesinin ayrı çalışmalarda hem kanser riskini artırdığını ve hem de azalttığını gösteren veriler mevcuttu.

Yani farklı çalışmalarda besin aynı olmasına rağmen etkiler farklı ölçülmüş, "Kanserden korur" ya da "Kansere sebep olur" ithamı yapılmıştı. İşte bilimin karanlık yüzü!

Bir diğer güzel örnek ise son zamanlarda oldukça popüler olan "Herkes özeldir ve kişiye özel beslenme sistemi hazırlanmalı" düşüncesi.

Peki bu da bir kandırmaca olabilir mi?

Kesinlikle evet. Çünkü dünyada şu an hayatta olan yaklaşık 5 milyar kişi için farklı beslenme yöntemi belirlemek, bu yöntemi dizayn edecek kişilere ulaşmak imkânsız. Ayrıca hasta olmayan ve

1. https://academic.oup.com/ajcn/article/97/1/127/4576988

birbiriyle neredeyse aynı çalışan milyarlarca metabolizmanın farklı şeyler istemesi mümkün mü? Siz kalp-damar hastalığını azaltmak için ot tüketen bir aslan gördünüz mü? Komik geldiğini biliyorum ama şu an ülkemizde birçok hekim vejetaryen –hatta vegan– olmayı öneriyor ve kimse onlara gülmüyor.

Sanırım ben güleceğim, ha ha!

Durun ve düşünün, beni anlayacağınıza eminim. Üstelik bu karışıklığı yaşayan şanssız insanları görmek için uzaklara gitmenize gerek yok. Onlar her yerde! Facebook sayfaları, arkadaş toplantıları ve işyerindeki kahve molaları kendilerine uygun beslenmeyi bulmaya çalışırken kaybolmuş; doğru yolu bulamayacağına inandığı için canı nasıl isterse öyle beslenen kişilerle dolu!

Evet, artık biliyorsunuz. Söylenenin aksine genel geçer bir beslenme tarzı var ve toplumun sağlıklı yüzde 98'lik bölümü için tek bir beslenme tarzı yeterli.

İşte bu noktada kahramanımızı tanıtma vaktinin geldiğini düşünüyorum. Kendisi insanlık var olduğundan beri bilinen ve çoğu zaman tedavi amacıyla kullanılan iki farklı beslenme tipinin birleşimi.

Karşınızda ketofasting!

Ketofasting aslında *ketogenic* ve *fasting* terimlerinin birleşimi. *Ketogenic* ya da Türkçe adıyla ketojenik diyet çok düşük karbonhidratlı beslenme sistemini, *fasting* ya da Türkçe adıyla oruç ise uzun süre aç kalınan beslenme sistemini ifade ediyor.

Ketojenik beslenme hakkında daha çok bilgiye ihtiyacınız var, biliyorum.

Ketojenik beslenme: İlk doğru adım!

İnsanlık çok uzun zamandır açlığın tedavi edici bir yönü olduğunu biliyordu. Hatta MÖ 500 yıllarında bile uzun açlık periyotları birçok hastalıkta kullanılmaktaydı.[2] Ama maalesef açlığın tedavi edici yönü uzun bir süre kanıtlanamadan, anektodal bir bilgi olarak kaldı. Ardından 1921 yılında diyabet üzerine araştırma yapan bir grup, kanda açlık sırasında –aynı diyabetiklerde olduğu gibi– artı-

2. https://www.ncbi.nlm.nih.gov/pubmed/19049574

şa geçen keton cisimciklerini fark ederek tedavi süreçlerinde kullanılmak üzere değerlendirdi. Çünkü epilepsi hastalarına açlık iyi geliyordu ve muhtemel tek sebep açlık sırasındaki keton artışıydı. Tabii ki bunu değerlendirmek isteyen araştırmacılar açlık olmadan kan keton seviyesini artırmanın yollarını aramaya başladılar. Süreç içerisinde düşük karbonhidrat ve yüksek yağlı beslenmenin metabolik olarak keton oluşturabileceği akıllara geldi ve denenmesine karar verildi.

Sonuçta yüksek yağlı beslenmenin keton seviyesini artırdığı görüldü ve ketojenik diyet resmen keşfedildi. Ardından çocuklarda yapılan denemelerde başarı sağlandı.[3]

Ne yazık ki bu başarı epilepsi ilaçlarının kullanımını azaltıyordu ve diyet oldukça zordu. Aynı süreç içerisinde birçok farklı yeni ilaç bulundu ve ketojenik beslenme yeteri kadar dikkat çekmedi, sınırlı bir alanda kullanıldı ve uzun bir süre de öyle kaldı.

Ardından garip bir gelişme yaşandı. 1993 yılında 11 aylık bir bebek olan Charlie'nin epileptik nöbetleri durdurulamıyordu. İlaçlara rağmen nöbetler devam edince Charlie'nin babası alternatif yöntemleri araştırmaya başladı ve ketojenik diyetin geçmişini tarihin tozlu sayfalarından çekip çıkardı. Uzun ve yorucu bir sürecin sonunda ketojenik diyetin çocuğu üzerinde uygulanmasını sağladı. İşte o gün ketojenik diyet yeniden keşfedildi ve işe yaradı. Charlie'nin babası ketojenik diyetin işe yaradığını görünce konusunda öncü olan Charlie Foundation'u kurdu. Artık Charlie Foundation sayesinde ketojenik diyet daha çok uygulanan ve üzerinde daha çok araştırma yapılan bir alan.

Bu olayla birlikte aslında birçok sorunun cevabı bulunmuştu. Bedeni zorlamadan açlık efekti vermek enerji kaynağı olan yağların kullanılması sağlıyor, metabolizmayı olumlu yönde manipüle ediyor; oluşan açlık efekti hücreleri koruyor ve daha az beslenildiği için hasar oluşturan reaksiyonlardan kaçınılıyor.

Tabii ki konuyla ilgili birçok mekanizma var ve hepsini ilerde ayrıntılarıyla inceleyeceğiz. Hadi devam edelim!

3. Stafstrom C.E., Rho J.M., (ed.), "Epilepsy and the ketogenic diet", Totowa: *Humana Press*; 2004.

Oruç tutmak: İkinci doğru adım!

Oruç, tarih içinde toplulukların birbirinden haberi olmadan uzun yıllar önce keşfettiği ve tedavi için kullandığı bir yöntem. Bu yöntem, epilepsi nöbeti geçiren kişilerin –ya da biz öyle düşünüyoruz– içine şeytan girdiğini düşünerek Tanrı'ya ibadet için aç bırakılmalarıyla başladı. Uygulamanın işe yaradığını görünce sadece epilepsi için değil birçok hastalık için oruç, Tanrı'ya ibadet için kullanıldı ve gerçekten faydalı olan durumlar kadim bilgiler olarak sonraki nesillere aktarıldı.

Oruç uygulamasını Hipokrat da kullanmıştı. Onun tercihi iki günlük açlık idi.

Muhtemelen o zaman yaşanan epilepsi vakalarının iki gün açlıkla daha iyi hale geldiğinin görülmesi bu ünlü tıp dehasının ilgisini çekecek türden bir şeydi. Nitekim öyle oldu.

O zaman mekanizma hakkında kimse bir şey bilmese de artık biz biliyoruz. Cevap yine kan keton seviyeleriyle yakından ilgili. Çünkü vücudunuz oruç tutarken aynı ketojenik diyette olduğu gibi glikoza bağlı depolarını tüketir ve yağları parçalar. Oluşan keton, kan dolaşımına salındıkça olumlu değişiklikler görülmeye başlanır.

Hipokrat'ın açlığı iki gün boyunca uygulaması da rastlantı değildi. Çünkü düşük karbonhidratlı beslenmeyen insanlarda ancak iki günlük açlığın sonunda kandaki keton cisimleri artışa geçiyor ve asıl metabolik değişiklikler meydana geliyordu.
Dolayısıyla Hipokrat aslında oruç uygulamasıyla beraber hastalarını fark etmeden ketozise sokuyor ve tedavi ediyordu.

Unutmamanız gereken bir şey var. İleride bahsedeceğim oruç uygulaması ibadet olarak uygulanandan oruçtan biraz farklı. Tedavi olarak uygulanan oruç sürecinde aç kaldığınız zamanda kalori içermeyen sıvı kaynaklar tüketilebiliyor. Dolayısıyla kitabın geri kalanında kullandığım oruç ifadesinin "tıbbi oruç" uygulaması olduğunu sakın unutmayın.

Son olarak, oruç uygulamasının size göre olmadığını düşünüyorsanız sizden istediğim tek bir şey var; kitabı okumaya devam etmeniz ve uygulama için bir şans vermeniz.

Daha önce pişman olan kimseyi görmedim!

Karşınızda ketofasting diyeti

Bir hastalığı tedavi ederken sinerji oluşturmak esastır. Aksi halde uyumsuz tedavileri birleştirmeye çalışırken kendimizi koca bir karmaşanın içerisinde bulabiliriz. Bunu engellemek için önce tedaviyi öneriyor, ardından tedaviye uygun yaşam tarzı değişikliklerini yapıyor ve beslenmeyi düzenliyoruz.

Kadrajı diyete çevirince sadece beslenme düzeninde bile uyumluluğun önemi ortaya çıkıyor. Aksi halde hücrelerinizi bir yandan besler, diğer yandan aç bırakırsınız; bir yandan tedavi eder, diğer yandan da zehirlersiniz. İşte bu nedenle ketojenik beslenmenin oruçla inanılmaz bir sinerji içerisinde olduğunu bilmenizi istiyorum. Zira her iki beslenme tarzının sonuçları, faydalı ve çalışma prensipleri aynı.

Peki ketojenik diyet ile oruç tutmanın tek başına etkili ve faydalı olduğu biliniyorken neden onları birlikte kullanmayı kimse düşünmedi?

Aslında düşündüler, konuyla ilgili çok fazla bilimsel makale, yazı ve yöntem var. Ama pratik uygulama konusunda hâlâ eksiklikler mevcut. Yani diyabetin tedavisinde kullanılan ilaçlar için bir algoritma varken, ketojenik diyet ve fasting uygulamasına dair net ve karar verilmiş bir algoritma yok.

Eğer tek başına mucize yaratabilen oruç ve ketojenik beslenmeyi doğru birleştirebilirsek, ülkemizde en çok satılan 100 ilacın en az 20'sini listeden silebiliriz. Bahsettiğim değişiklik Hazine'de yılda 1 milyar Türk lirasından fazla tasarruf etmek demek.

İnanılmaz geliyor değil mi? Gelmesin. Yapılacak değişikliklerin zorluğu, mahiyeti ve durumu alınacak cevabı etkilemez. Yani çok küçük bir değişimle bile büyük bir fayda sağlayabilirsiniz. Bu noktada ketofasting beslenmenin vücudunuzu oluşturan yapıtaşlarını değiştirdiğini ve hücrelerinizin hayatını devam ettirmek için kullandığı enerji kaynağını temiz hale dönüştürdüğünü düşündüğünüzde olacak mucizeleri tahmin etmek güç değil.

Sahi, dünyaya gelen birkaç kiloluk bebeği onlarca kiloya ulaştıran şey besinler değil mi? Yani şu an içinde bulunduğunuz vücut aslında yediklerinizin bir sonucu. Peki yediklerinizi değiştirerek hastalıklardan kurtulma fikri size neden garip geliyor?

Cevabım hazır! Çünkü manipüle ediliyorsunuz. Şirketler hastalığınızın veya kilonuzun çözümünü ilaçlarda, zayıflama çaylarında ve daha nicesinde aramanızı istiyor. Her şeyden garip olan ise bizi buna inandırmayı başarmışlar!

Ketofasting'i tanıyın!

Ketofasting ile ilgili ayrıntıları açıklamadan önce vücudunuzdaki bazı basit mekanizmaları öğrenmenizi istiyorum. Çünkü metabolizmanızın nasıl işlediğini bilmeden yaptığınız kara düzen bir diyet sistemi sizi başarısızlığa itecektir.

Hastalarımın birçoğu bu konuda bana sitem ediyor. Uzun yıllar diyet listelerine bağlı kalarak kilo verip sonrasında verdikleri kiloları tekrar alarak yaşamışlar ve bu onların suçu değil. Zira kimsenin hayatı tekdüze değil. Tüketilen besinler mevsim, yaşam tarzı hatta seyahatlerde bile değişir. Değişim sonucunda ne yapacağını bilmeyen hasta ise çaresiz kalarak başa döner.

İşte bu sebeple birine bağlı kalarak yaptığınız diyetler başarısız olur. Yani beslenme süreçlerinde "Kervan yolda düzülür" atasözü sizi o yolda bırakır. Dolayısıyla bir hekim/diyetisyen kadar olmasa da diyetinizi şekillendirebilecek kadar metabolizma bilmeniz gerekiyor.

Amacım bu; size mantığı öğretmek ve birilerine bağımlı olmanızı engellemek. Gerçekten artık ipleri elinize almanın zamanı gelmedi mi?

Kan şekeri, yağ, keton ve hormonlar: Gerçek metabolizma

Sürece en başından bakmak istiyorum. Enerji üretimi!

Anlık olarak gerçekleşen metabolik süreçler, kaslarınızın hareketi, hücrelerinizin bölünmesi ve diğer her şey enerji varlığında gerçekleşir. Hatta kasların gevşemesi için bile enerjiye ihtiyaç vardır.

Rigor mortis!
Bedeniniz enerji üretemediği anda ölümle tanışmış olur. Bunun en temel örneği tıp pratiğindeki "rigor mortis" adı verilen ölü sertliğidir.
Kişi yaşama veda ettiğinde hücreleri bir süre daha çalışmaya devam eder. Artık çalışan hücre için yakıt ve oksijen iletimi kesildiğinde enerji üretilemez ve kas hücreleri enerji yokluğunda gevşeyemez. Sonuçta ölü sertliği oluşur.

Nedense vücudun enerji ihtiyacının yaşamın temeli olduğunu unutalı çok oldu. Artık daha popüler (D vitamini eksikliği gibi) konulara eğiliyoruz.

Ama hayır, bu nokta çok önemli. Tekrar ediyorum, enerjinin önemini ve üretimini anlamadıkça beslenmeye doğru şekilde bakamazsınız. Dolayısıyla süreci size en baştan anlatmak istiyorum.

Enerji ihtiyacınızı karşılamak için günlük hayattaki en önemli kaynağınız GLİKOZ yani BASİT ŞEKER. Kanınızda bulunan glikoz, beyninizden kas hücrelerine kadar tüm noktalarda kullanılmak için taşınır veya bazı dokularda diğer besinler kullanılarak üretilir.

Normal bireylerde ihtiyacı karşılamak adına kan şekeri 70-99 mg/dl aralığında tutulmaya çalışılır. Egzersiz, hastalık gibi enerji –dolayısıyla glikoz– ihtiyacının arttığı durumlarda ve/veya beslenmeyle yeterli karbonhidrat alınmadığında kan şekeri düşme eğilimi gösterir. Sedanter yaşam gibi aksi durumlarda ise enerji ihtiyacı azalır ve/veya alınan besin miktarı artarsa kan şekeri yükselmeye başlar.

Şimdi enerji almadığınızı ve kalori ihtiyacınızı artıran bir aktivite yaptığınızı düşünelim. Bu durumda eğer müdahale olmazsa kan şekerinizin düşmeye başlayacağını artık biliyoruz.

Ama unutmayın, kan şekerini uygun aralıkta tutmak hayati önem taşır. Bu nedenle kan şekeri düşmeye başladığı andan itibaren metabolizmanız acil olarak şeker depolarınızı kullanma uyarısı verir. Bu uyarı "glukagon" adı verilen bir hormonla sağlanır.

Ardından kana karışan glukagon, enerji kaynağı olarak karaciğerde ve kaslarda depolanan glikozun depo hali glikojenin kullanılması emrini iletir. Karaciğerde depolanan glikojen parçalanıp şekere dönüştükten sonra kana salınır, kaslardaki glikojen ise parçalandığı alanda yani sadece o hücre içinde kullanılır.

Glukagon hormonunun depo glikozu kana geçirme etkisiyle beraber düşme eğiliminde olan kan şekeri bir süre daha sabit tutulur. Aynı zamanda glukagon kan şekerinin sabit tutulamaması riskine karşılık yağ yakımını da aktive eder. Böylece eğer açlık devam ederse biten glikojen depoları yerine artık yağlar kullanılabilecektir.

Şaşırtıcı değil mi? Rutin öğününüzü birkaç saat ertelediğiniz normal bir gün içinde siz fark etmeden tüm bu olaylar gerçekleşir. Ama bitmedi, daha fazla şaşıracaksınız. Çünkü burada bir yol ayrımı var.

Eğer kişi bir şeyler yer ve dışarıdan enerji üretimi için ihtiyaç olan karbonhidrat, protein ve yağ alırsa bağırsaktan kana sindirilmiş glikoz, aminoasit ve yağ asitleri geçer.

Kana geçen glikoz kan şekerinin yükselmesi demektir. Beslenme sonrası artan kan şekerini verimli kullanmaya odaklanmış bedeniniz ise bu kaynakları hemen değerlendirmek ve hücrelere çekmek ister. Zira hücreler enerjiye açtır ve yüksek kan şekeri vücuda zarar verecek potansiyele sahiptir. Ama bir sorun var. Şeker hücrelere kendi başına giremez. Onu hücre içine sokacak ve ne yapılacağına karar verecek bir denetçiye ihtiyaç duyar. Vücudunuzda bu görevi "insülin" hormonu yapar.

Beslenmeyle yükselen kan şekerine tekrar bakmamız gerekiyor, zira süreci tamamlamadık. Artan kan şekeriniz sonucu bedeniniz "fazla besin var" uyarısıyla insülin salgılamaya başlar ve artan insülin hormonu hücrelerinize glikozun girmesi, kullanılması ve fazlaysa depolanması emrini verir. Sonuç olarak kan şekeriniz, insülin sayesinde hücrelere giren glikozla normale döner.

Yol ayrımındaki diğer seçeneği incelemek için en başa dönüyorum. Eğer kişi enerji ihtiyacı olmasına rağmen beslenmemeye devam ederse kan şekeri iyice düşer. Düşmüş kan şekerinizi daha fazla düşürmemek için hücrelere glikoz sokma görevi olan insülin hormonu azalır ve daha önce bahsettiğim glukagon hormonu baskın hale gelerek bedeniniz alternatif enerji kaynaklarına yöneltilir, ki bu alternatif kaynaklar depo yağ ve proteinlerdir.

Proteinlerin etkili bir enerji kaynağı olmaması ve hücre içindeki yapı elemanlarının içinde bulunması sebebiyle (bedeniniz kendi kendisini sindirmek istemez) pek tercih edilmez. Bu sebeple metabolizmanız istisnai durumlar dışında (bu durumları ileride açıklayacağım) enerji üretimi için yağları kullanmak ister.

Tekrarlamakta fayda var. Bedeniniz ilahi bir güçle hücrelerin şeker yerine farklı bir enerji kaynağı kullanması gerektiğini anlamıyor. Burada kontrol mekanizması düşük insülin ve kan şekeri düzeyidir. Eğer bu iki faktöre sahip değilseniz vücudunuzdaki yağları enerji olarak kullanamazsınız. Çünkü bedeniniz değerli depo yağlar yerine alternatif bir enerji kaynağı olduğunu bilir.

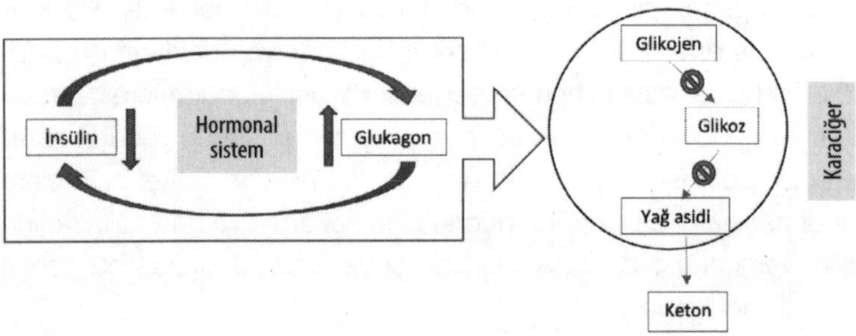

Neyse, en son bedeninizi aç bırakmıştık. O noktaya geri dönmek istiyorum. Açlık durumunda yağlar depolandıkları noktalardan parçalanarak daha basit bir form olan serbest yağ asidi olarak kana geçer. Birçok doku, yağ asitlerini enerji için kullanmaya başlar. Yağ asitlerinin enerjiye dönüşmesi sürecinde karaciğerin çok önemli bir görevi var. Çünkü kendisi, yağ asitlerini kullanmakla kalmıyor, ayrıca parçaladığı yağ asitlerini keton cisimleri olarak kana geri veriyor.

İşte tüm sürecin en can alıcı noktası bu. Çünkü oluşan keton ürünleri kana geçerek, beyin dahil tüm dokulara ulaşıyor ve enerji ihtiyacı için kullanılıyor. Aynı şeker gibi!

Peki bu neden önemli?

Glikoz, bedenin birçok kontrol noktasından rahatça geçer ve

kolayca enerji olarak değerlendirilir. Konuyla ilgili iki önemli örnek olan kan beyin bariyeri ve kalp dokusunu incelemek istiyorum. Zira enerjiye en çok ihtiyaç duyan ve kandaki ürünlere sınırlı şekilde ulaşabilen bu iki dokuyu besleyebilirsek geri kalan –neredeyse– tüm dokular rahatlıkla hayatlarını sürdürebilirler.

Kan beyin bariyerinden başlayalım. Bu yapı toksinlere ve yabancı proteinlere açık olan beyninizi korumak için tasarlanmış bir süzgeçtir. Mantık ise çok basittir. Büyük ve karmaşık molekülleri geçirme, besin yapıtaşlarını içeri al! Sorun ise burada başlar, çünkü kolesterol, yağ ve proteinde karmaşık/büyük molekül yapısına sahiptir ve kan beyin bariyerinden geçemez. Dolayısıyla açlık durumunda enerjiye ihtiyaç duyan beyniniz yağ ve protein gibi besin öğelerinden faydalanamaz. Korkmayın, vefalı bir dostumuz var! Ketonlar. Çünkü daha önce bahsettiğim gibi birçok dokuya kolaylıkla geçen keton, açlık sırasında glikozun görevini yerine getirir ve beyni besler.

Kalp dokusunu spor arabalara benzetiyorum. Birçok doku tasarruf odaklı olmasına rağmen kalp sadece performansa dikkat eder ve inanılmaz miktarda enerji harcar. Sürekli ihtiyaç olan enerji için ise şeker harika bir kaynakken, kan şekerinin düşüşüyle iş ketona kalır. Çünkü parçalanması ve enerjiye dönüşümü uzun süren protein ve yağlar süreci uzatır. Eğer harcama hızı parçalama hızından fazla olursa işte o zaman kalbin enerji ihtiyacı karşılanamaz ve kalbe giden enerji akışı kesilir ki bu hiçbir zaman alınamayacak kadar büyük bir risktir.[4]

Sonuç olarak glikoz eksikliğinde beyniniz ve kalp gibi hayati organların tek enerji kaynağı ketonlardır. Şeker iyi gün dostu, keton ise kötü gün!

Biraz önce bahsettiğim hususlar ışığında şunu söyleyebilirim: Eğer keton cisimleri olmasaydı yeryüzünde tek bir insan bile yaşayamazdı. Bana inanmıyorsunuz değil mi? Merak etmeyin, birazdan inanacaksınız!

Yukarıda vücudunuzun enerji ihtiyacını karşılayamadığınızda hayatın aniden biteceğinden bahsetmiştim. Orada sizinle bir de-

4. https://www.ncbi.nlm.nih.gov/pubmed/14769489
https://www.ncbi.nlm.nih.gov/pubmed/7768357

tayı paylaşmadım. O detay şu: Kanınızdaki şeker ve vücudunuzda depoladığınız glikoz bedeninizi ancak bir gün idare edebilir.

Ortalama bir insan yirmi yaşına kadar en az bir gün açlık deneyimi yaşıyor! Bazen hastalığa bağlı mide bulantısı sebebiyle, bazen çocukken sırf gıcıklık olsun diye...

E, ama nasıl?

Kulağa şaşırtıcı geliyor olabilir. Ama gerçek. O çok güvendiğiniz, her diyet listesinde en başa yazılan karbonhidrat kaynakları sizi ancak bir gün idare eder. Yaşamınız dahil geri kalan her şeyi yağlara borçlusunuz!

Enerji kaynakları	Miktarı	Kalori olarak karşılığı
Karbonhidrat	0,35 kg	1.400 kcal
Protein	5,9 kg	23.600 kcal
Yağ	14,9 kg	134.000 kcal

Yukarıdaki tabloda 68 kg, yüzde 22 yağ oranına sahip bir bireyin vücudundaki aktif kullanıma açık enerji kaynaklarını görüyorsunuz.[5]

Tablonun vahametinin farkında mısınız? O meşhur karbonhidratların ne kadar yetersiz olduğunu buyurun görün ve karar verin: Sizce vücudunuzun asıl enerji kaynağı hangisi?

Ketojenik diyet: İşin özü tam olarak ne?

Daha önce gördünüz, uzun açlıklar sırasında bedeniniz depo şekerlerin bitmesi sebebiyle yağları metabolize ediyor ve alternatif bir enerji kaynağı olan keton ortaya çıkıyordu.

Peki kan keton seviyesini artıran şey sadece açlık mı?

Hayır, burada bilgilerinize geri dönmeniz ve yağların hangi durumlarda enerji üretmek için kullanılacağını düşünmeniz gerekiyor. İsterseniz küçük bir hatırlatma yapayım. Vücudun yağları kullanmak için aldığı en önemli iki uyarı kan şekerinin düşük olması ve insülin hormonu seviyesinin azalmasıdır.

5. "Textbook of biochemistry with clinical correlation 4th", ed. Thomas M. Devlin, *Wiley-Liss,* 1997.

Tamam, neye ihtiyacımız olduğunu biliyoruz. Artık gereken uyarıları oluşturmak için ne yapabileceğimize bakmanın zamanı geldi.

Öncelikle kan şekerini düşürmemiz gerekiyor. Eğer kan şekerinizi düşürmezseniz insüline olan ihtiyaç artar, insülin salınır ve vücudunuz yağları değil hücreye giren glikozu kullanır.

Önceliğimiz olan kan şekerini azaltmak için yapılacak en iyi şey kaynağı kesmek. Bunun için sindirilerek glikoza dönüşen karbonhidrat tüketimini azaltmalı ve aşırı protein tüketiminden kaçınmalıyız.

Evet, şeker ve protein alımını kısıtlayarak kan şekerimizi düşürdük ve insüline ihtiyacımızı azalttık. Ama hâlâ bedenimizin enerjiye ihtiyacı var ve bunu ketona dönüşme potansiyeli olan yağlardan karşılamamız gerekiyor. Yani diyetteki karbonhidratı azaltırken bedene alternatif bir enerji kaynağı veriyor, yağ tüketimini artırıyoruz.

Eureka! İşte karşınızda ketojenik diyet.

O zaman toparlayalım. Ketojenik diyet karbonhidrat ve protein alımının sınırlı tutulduğu, yağ tüketiminin artırıldığı bir beslenme tarzı.

Ama her şey burada sonuçlanmıyor. Çünkü düşük karbonhidratlı beslenmeler ile ketojenik diyetin ayrıldığı noktaları bilmeniz gerekiyor.

Ketojenik beslenme: Neden farklı?

Her pazartesi diyetindeki ekmeği, pilavı, şekeri kesen arkadaşlarımla karşılaşıyorum ve sizin de sık sık bu muhabbetlere denk geldiğinizin farkındayım.

Hatta bu şekilde ketojenik beslenme yaptığını sanan birçok kişi var. Bu bireylerin muayeneye geldiklerinde kan keton seviyelerinin "0" olduğunu gördüklerinde yüzlerinde beliren şaşkınlığa tanık olmanız gerekiyor.

Ama hayır, kimseyi suçlamıyorum. Çünkü gerçek ketojenik beslenme bu değil! Zira marifet keton oluşturmak değil, oluşan ketonun vücut içinde etkili bir şekilde enerjiye dönüştürülmesini sağlamaktır.

Bunun için gereken şey, kan şekeriyle yarışabilecek kadar yoğun keton oluşturmak ve hücrelere şekerin girişini yavaşlatmaktır.

Aksi halde kanınızda keton olmasına rağmen hücreleriniz enerji için glikozu kullanır. Glikozun kullanılması ise keton üretimini durdurur ve hiçbir değişim yaşanmaz.

Gördünüz, ketojenik diyet bedeninize keton ürettirmeniz anlamına gelmiyor. Burada önemli bir denge var. O dengenin kilit noktası ise keton yoğunluğu ve insülin seviyesidir! Birazdan süreci daha iyi anlayacaksınız.

Ketojenik beslenmeye uygun şekilde hareket ettiğiniz veya aç kaldığınız ilk birkaç gün bedeniniz enerji ihtiyacını alıştığı glikozdan karşılamaya çalışır. Çünkü alışılan ve sürekli işleyen metabolik süreçleri değiştirmek zordur.

Ardından keton yoğunluğu artmaya başlar, bu noktada ketojenik diyet düşük karbonhidratlı beslenmeden ayrılır. Yoğunlaşan keton ve iyice azalan şeker kaynaklarıyla beraber düşen kan insülin seviyesi vücudunuzu ketonları enerji olarak kullanmaya zorlar. Biz bu duruma nutrisyonel ketozis yani "beslenmeye bağlı ketozis" diyoruz.

Düşük karbonhidrat	Ketojenik diyet
Karbonhidrat sınırlıdır (günlük 100 gramın altı).	Karbonhidrat alımı çok kısıtlıdır (günlük 40-50 gramın altı).
İnsülin düzeyi ortalama seviyededir.	Açlık insülin seviyesi çoğu zaman referans tıbbi aralığın altındadır.
Keton üretilir, ama insülin seviyesi ve karbonhidrat alımı sebebiyle hiçbir zaman 0,5 mmol/L'nin üzerine çıkmaz.	Keton üretilir. Aynı zamanda düşük karbonhidrat alımı ve azalmış insülin seviyesi sebebiyle dokular glikoz yerine keton kullanmayı tercih eder. Keton seviyesi nutrisyonel ketozis sınırı yani 0,5 mmol/L'nin üzerindedir.

Rüyasında ketozise girenler kulübü

Ketozis, bedeninizin enerji kaynağının değişmesi, kan keton seviyesinin belirgin bir şekilde artması durumuna verilen isim. Ama bu kadarı yeterli değil. Çünkü kişinin ketozise girip girmediğini anlaması için elinde bir veri olması gerekiyor.

Birçok kişi bu durumda vücudundaki değişikliklere bakıyor. Eğer beklenen değişiklikler yaşanıyorsa her şey güzel, yaşanmıyorsa bir sorun olduğuna kanaat getiriliyor.

Ne yazık ki durum bu kadar basit değil.

Önce değişikliklere bakalım. İlk yaşanan değişiklik halsizlik, kırgınlık ve baş ağrısı. Bu etkiler genel olarak glikoz eksikliğine bağlı olarak yaşanan ve vücudun keton kullanmaya başlamadan önceki "şaşırma" durumunda verdiği tepkilerden kaynaklanıyor.

Ayrıca kan şekeri ve insülin düzeyinin azalması hücrelerin sodyum ve su kaybetmesine neden olur. Uzun vadede bu durum daha çok idrar çıkışıyla beraber mineral kaybına ve gribe benzer bulguların ortaya çıkmasına sebep olur.

Ama bu değişiklikler namı diğer "keto-flu" ketozise giren herkeste yaşanmak zorunda değil. Eğer ketozise girmeye çalışan kişiler daha önceden düşük karbonhidratlı beslenmeye başladıysa, tuz tüketimi yerindeyse veya mineral alıyorsa ya da sadece sık sık aç kalıyorsa hiçbir bulgu hissetmeyebilir.

Hatta ketozis bazen nefes veya idrar değişiklikleriyle bile anlaşılamaz. Peki nasıl anlaşılır?

Vücutta biriken keton cisimlerinin bazıları nefes ve idrarla atılabilir durumda olduğu için ketozisteyken nefes ve idrar kokusu değişir. Meyvemsi, aseton kokan nefes ve ağır kokulu bir idrar ketozisin diğer bir belirtisi olarak değerlendirilir.

Ama bu değişiklikler de kişiye ve farkındalığa göre değişir. Çok sıvı alan bir kişinin idrarı seyrelerek kokusuz olarak hissedilebilir, düşük kan keton seviyeleri nefesin değişmesini engeller. Yani birey ketoziste olmasına rağmen diğer belirtileri de hissetmeyebilir.

Diğer yönden bakıldığında ketojenik beslenmeye çalışan ve az sıvı tüketen birinin idrarı yoğunlaşıp kötü kokabilir, ağız sağlığının bozuk olması aç kaldığı zamanlarda ağız kokusunu değiştirebilir. Tüm bu değişiklikler kişinin ketozise girdiğini düşünmesine neden olur. Aslında oluşan "sahte ketozis" durumu amaçlanan faydaların hiçbirinin görülmemesine neden olur.

Birçok kişi bana ketojenik diyet yaptığını ama fayda göremediğini söylüyor. Sebebi anlıyorsunuz değil mi? Ketoziste olduğunu sanan birçok kişi ölçmediği değerleri yüzünden yanlış hareket ediyor ve kendini kandırmaktan başka bir şey yapmıyor.

Gerçek ketojenik diyetin, doğru amaçlar için uygulandığında faydasız olması neredeyse imkânsız. Hatta tamamen imkânsız, bu konuda bedeninizin sizi yanıltacağını düşünmüyorum.

Sonuç olarak fiziksel bulguların hepsi yanıltıcıdır ve eğer rüyada ketozise girdiğinizi söyleyen bir ak sakallı dedeniz yoksa bilimsel metotlara muhtaçsınız demektir.

Modern tıp ise en büyük yardımcımız. Önce keton cisimlerine yakından bakmak gerek. Buraya kadar sürekli adı geçen ketonun tek bir yapı olduğunu düşünebilirsiniz. Ama "keton cisimleri" isimlendirmesindeki "-ler" çoğul eki boşuna değil.

Keton cisimleri, aseton, asetoasetat ve beta-hidroksibütirat adı verilen üç farklı maddenin ortak adı.

Nefesinizdeki kokunun sorumlusu aseton (nefesinizin neden aseton gibi koktuğunu anlıyorsunuz değil mi?), idrarınızdaki kokunun sebebi asetoasetattır. Bu noktada ana enerji kaynağı olan kandaki beta-hidroksibütirat düzeylerini ölçerek ketoziste olup olmadığınızı anlamak en iyi yol.

Peki neden?

Hemen ölçüm yöntemlerini doğruluk ve kolaylık konusundaki üstünlüklerine göre inceleyelim.

Nefes keton ölçerleri çok pratik olmasına rağmen birçok faktörden etkilenmesi sebebiyle klinikte kullandığımız bir yöntem değil. Ayrıca şu an ülkemizde satışı yok. Dolayısıyla bu yöntemi kullanmayı hiç düşünmeyin. Çoğu zaman sizi yanlış yönlendirecektir.

Ülkemizde ucuz ve kolay ulaşılabilir olması sebebiyle en sık kullanılan yöntem idrar keton çubukları. İdrar ölçümü ketojenik diyetin başlarında doğru sonuç verse de ilerleyen zamanlarda asetoasetat atılımın azalması sebebiyle net bir düzey belirlemeyi güçleştiriyor. Ayrıca idrar asetoasetat yoğunluğu tüketilen su miktarından da etkilendiği için keton gibi hayati bir belirteci hatalı değerlendirmemize sebep olabilir. Tabii her şey yolunda olsa bile yöntemin "semi kantitatif" yani net bir sayı değil, aralık verdiğini unutmayalım. Renklerin verdiği aralıkların alt ve üst sınırlarının birbirine uzak olması tedavideki etkinliği ve planlamayı zorlaştırır.

Yukarıda bahsettiğim iki yöntemin handikapları sebebiyle en

doğru ve net belirteç, kandaki beta-hidroksibütirat olacaktır. Dolayısıyla ketojenik diyet yapmaya karar verdiyseniz mutlaka keton ölçen bir ekipman almalısınız. Fiyatlar sürekli değişse de 300 lira gibi bir yatırımla sağlığınızı garanti altına almış ve süreci yönetebilecek hale gelmiş olursunuz.

Kan ketonu: Ne kadar çok, o kadar iyi mi?

İlkler hiçbir zaman unutulmaz. O kadar emek ve zorluğun ardından ketojenik diyetin ilk elle tutulur sonucunu görmek için parmağınızı delip canınız acıya acıya ölçüm yaptığınız anı siz de unutmayacaksınız.

Ama bir sorun var, ekranda birkaç anlamsız sayı ve harf dizisi görüyorsunuz. İşte sonucunuzu yorumlamak ve heyecanınızı paylaşmak için yanınızdayım.

Eğer ekranda gördüğünüz beta-hidroksibütirat düzeyi 0,5 mmol/L'den yüksekse tebrikler! Ketozise girdiniz demektir. Ama durun, ketozise girmek çoğu zaman yeterli değil. Çünkü kan keton seviyenizin artmış olması onları enerji için kullanmanızı ve fayda sağlamanızı garanti etmez. Dolayısıyla kan ketonu ve glikozu doğru şekilde tutmanız gerekiyor. Bunun için glikoz/keton indeksini kullanacağız. Öncesinde ise keton ile ilgili sınırları bilmenizi istiyorum.

Amaçlara ve beslenmeye göre keton düzeyi artırılabilir. Bu noktada hastalarım için 5 mmol/L'den sonrasını çok istenmeyen, 7 mmol/L'den sonrası ise rutin ketojenik diyete son verilmesi gereken nokta olarak belirliyorum. Yani ne kadar fazla, o kadar iyi değil! Unutmayın, konu sağlık ise hiçbir zaman düz mantığa yer yoktur.

Glikoz keton indeksini doğru yorumlayın

Kan ketonunu doğru sınırda tutmanız gerektiğini artık biliyorsunuz. 0,5 mmol/L ile 7 mmol/L sayıları benim için kabul edilebilir aralığı ifade ediyor. Ama fayda sağlamak için sadece keton ölçmenin yeterli olmadığını da artık biliyorsunuz. Çünkü 0,5 ile 7 sayıları arasında tam 12 katlık fark var ki bu fark tıbbi olarak birçok şeyin değişebileceği bir aralık. Dolayısıyla daha dar bir aralıkta ve net hareket etmek için glikoz keton indeksini kullanacağız.

Bu şekilde keton seviyesinin artışıyla beraber, kan şekerinin düzeyini göz önünde bulunduracağız. Çünkü keton seviyesi yüksek olsa bile onu hücre içine sokmak ve enerji üretiminde kullanmak için düşük kan şekerine ihtiyacımız var. Hatırlarsınız, enerji metabolizmasındaki iki kural bizi sınırlıyor. Yağ yakmak ve keton kullanmak için düşük kan şekeri ve insülin düzeyine ihtiyacımız var.

Peki glikoz keton indeksini nasıl hesaplayacağız?

Öncelikle birimleri doğru bilmeniz gerekiyor. Ülkemizde kan şekeri ölçümleri mg/dl, keton ölçümleri ise mmol/L birimi üzerinden yapılır. Doğru şekilde oranlama yapabilmek için birimlerin aynı olması gerekiyor. Bu sebeple kan şekerini mg/dl'den mmol/L'ye dönüştüreceğiz.

Kan şekeri (mg/dl) / 18 = Kan şekeri (mmol/L)

Glukoz-keton indeksi = [Kan şekeri (mg/dl) / 18] / kan ketonu (mmol/L)

Evet, sonucu buldunuz. Elinizde artık glikoz/keton indeksiniz var. İşte hastalıklar ve ihtiyaçlar için hastalarıma önerdiğim glikoz/keton indeksi sınırları.

Hastalık veya durum	Kabul edilebilir glikoz/keton indeksi	Optimal glikoz/keton indeksi
Obezite	<4	<3
Tip 2 diyabet	<2	<1,5
Nörolojik hastalık (Alzheimer, Parkinson vb)	<1,5	<1,5
Kanser*	<2	<1,5
Kronik inflamasyon	<3	<2,5
Anti-aging/Koruyucu beslenme	<3,5	<3

* https://nutritionandmetabolism.biomedcentral.com/articles/10.1186/s12986-015-0009-2

Keton ve kan şekeri ölçümü: En uygun zaman aralığı

Kan şekeri ve keton düzeyi gün içinde sürekli değişir. Çünkü kan şekeri ve keton enerji üretilirken sürekli kullanılır ve seviyeler birçok hormondan etkilenir. Ama ölçüm şart, çünkü diyeti yönetecek şey keton ve kan düzeyi.

Peki bunu yapmak için doğru bir zaman var mı? Özellikle diyetin başında ketozise girme/çıkma durumu çok yaşanır ve yanlış zamanda ölçüm makrolarınız ile oynamanıza sebep olabilir.

Bunun için özel birkaç zaman ve durum var. Lütfen ölçümleri bu anlarda yapın.

1. **durum:** Yatmadan önce (en az 3 saat açlık) ile
2. **durum:** Öğle saatlerinde (mümkünse yemek yemeden hemen önce)

Bu iki durum haricinde ölçüm yapmak sonucun istediğimiz ve kabul ettiğimiz aralıkta çıkmamasına neden olabilir. Özellikle sabah uyandığınız anda kan şekeri oldukça yüksektir ve buna bağlı olarak keton seviyeniz düşer. Dolayısıyla sabah uyanınca keton ölçümü bizi yanıltabilir.

Ayrıca egzersiz hatta hafif tempolu bir yürüyüş bile kan şekerini artırmaya yeter. Dolayısıyla eğer gün içinde aşırı aktifseniz ya da egzersiz yaptıysanız ölçümü akşam uyku öncesine saklayın.

Ketojenik diyetin aynadaki görüntüsü: Oruç!

Açlığın ne kadar şifalı olduğunu yüzlerce yıldır biliyoruz. Son zamanlarda otofaji mekanizmasının Nobel almasından sonra artık oruç uygulamasının tartışılacak yönü kalmadı.

Yine de konuyla ilgili size biraz daha bilgi vermek istiyorum. Çünkü konu sadece ketozise girmek değil, aynı zamanda sağlığınız.

O zaman başa dönelim ve açlığa başladıktan sonra vücudunuzda meydana gelen değişikliklerle beraber ortaya çıkan olumlu etkileri inceleyelim.

Açlığa başladığınız ilk saatler her şey normaldir, ardından vücudunuz enerji kaynağı olarak kullandığı şekeri tüketmeye başlar ve insülin seviyeleri azalır.

Bu durum karaciğer ve diğer dokulardaki depo glikojenin (şekerin) parçalanıp enerji olarak kullanılacak glikozun ortaya çıkmasını sağlar. İşte faydalı etkiler bu noktadan sonra ortaya çıkar.

Hücreleriniz enerji açlığı çektikçe çevresinde bulunan, kullanışsız ve hasar görmüş yapıları enerji için kullanmaya başlar, buna otofaji denir. Otofajinin sağlıklı yaşamak için en önemli mekanizmalardan biri olduğu artık biliniyor. Çünkü otofaji yıllar boyu hasar görmüş hücrenin depoladığı zararlı öğeleri temizler, yani üzerinizden yılların verdiği hasarı alır. Yaşlılığın etkilerini telafi eder, kısaca sizi gençleştirir ve bu temizleme süreci aç kaldıkça devam eder.

Bu noktada bir diğer fayda ortaya çıkar; serbest oksijen radikal yükü! Serbest oksijen radikalleri normal metabolik süreçler sırasında üretilen ve hücre yapılarına zarar veren "agresif" maddelere verilen isimdir. Yani serbest oksijen radikalleri genetik yapınıza hasar verip kansere, hücre zarını zarara uğratarak yaşlanmaya ve daha

birçok soruna neden olabilir.

Açlık ise hem otofajiyle hasar görmüş organelleri yok ederek hem de enerji üretimini kısıtlaması sebebiyle serbest oksijen radikallerini azaltarak size fayda sağlar. Çünkü hasar görmüş hücreler daha kötü enerji üretir ve sürekli olarak serbest oksijen radikali meydana getirir. Ayrıca sindirim olayı toksin, bakteri ve yabancı proteinlerle karşılaştığınız yegâne süreçtir. Bu karşılaşmayı azaltmak ve bedeninizin savunma tepkisini kısıtlamak bir diğer yönden fayda sağlar.

Sonuç olarak, oruç sırasında birçok nedene bağlı olarak oluşan serbest oksijen radikali ve alınan toksik madde azalır.

Bu arada büyüme hormonundan da bahsetmem gerekiyor. Çünkü kan şekeri azaldıkça düşen kan insülin düzeyi, büyüme hormonu için önemli bir uyarandır ve açlık sırasında gün içinde salınan büyüme hormonu miktarı artar. Bu şekilde hücrelerinizin yenilenme hızı ve yağ yakımı artar.

Yağ yakımından bahsetmişken toksinlerin temizlenmesinden de bahsetmem gerekiyor. Artık biliyorsunuz, azalan insülin hormonu ve kan şekeri yağ yakımı için uyarı oluşturur. Yağ hücrelerinin boşalması sadece kilo vermeniz anlamına gelmez. Çünkü bedeninize aldığınız ağır metaller, toksin maddeler ve diğer zararlı bileşenlerin birçoğu yağda erirler ve vücudunuzdaki dokulara çökerler.

Ağır metal zehirlenmesinden en çok etkilenen dokulardan biri, yağ muhteviyatı en fazla olan beyindir.

Durum tersine döndüğünde ve depolanan yağ yakılmaya başladığında vücudunuz biriken ağır metallerden ve diğer toksinlerden temizlenmeye başlar. İşte karşınızda bilinen en iyi detoks yöntemi: Kilo vermek ve aç kalmak!

Bir diğer konu ise tansiyon. Konuyu dramatik bir şekilde deneyimledim. Sürekli acile gitmek zorunda kalan kontrolsüz tansiyon problemi olan hastamda denediğimiz hiçbir beslenme protokolü (DASH dahil) işe yaramadı. İlaçlar ve diğer yöntemler yetersiz kaldığında oruç uygulamaya karar verdik ve sonuç inanılmazdı.

İşin fizyolojisine baktığımda ise olayın çok basit olduğunu fark ettim. Azalan insülin sonrası atılan sodyum ve su, ayrıca damarları kasan adrenalin hormonundaki düşüş (açlığın başında artar, devamında azalır) ortalama tansiyonun ciddi miktarda azalmasına sebep olur.

Sanırım daha fazla anlatmama gerek yok. Oruç, ketozise girmenizi kolaylaştırmak dışında daha birçok noktada size fayda sağlar. Ama ekleme yapmam gereken önemli bir nokta daha var.

Durum şu: Beslenmeyi bıraktığınızda tıpkı yağ ağırlıklı beslenmek gibi vücudunuzda enerji üretmek için de yağları kullanmaya zorlarsınız. Açlıkla oluşan yağ yakım sinyali beslenmeyi bıraktıktan yaklaşık 24 saat sonra hâkim olur ve ortalama bireylerde açlığın 48. saatinde ketozise girilir. Yapmam gereken ekleme buradan sonra başlıyor.

Vücudun açlık sırasında eğer acil enerji ihtiyacı yoksa, yağları rahatlıkla kullanır. Ama acil enerji ihtiyacında veya stres anında (vücudu ani harekete geçirebilmek için) protein yıkımı yağlardan öncelikli hale gelerek kullanılır. Dolayısıyla açlık sırasında her şeyin yolunda gittiğinden veya aşırı spor yapmadığınızdan emin olmanız ketozise girebilmek için oldukça önemlidir.

Kitabın ilerleyen kısımlarında size oruç ve ketojenik diyeti kolayca nasıl birleştirebileceğinizden bahsedeceğim. Hiç merak etmeyin.

Yeni doktorunuz: Ketofasting

İnsan vücudu hakkında bildiğimiz şeyler arttıkça hastalık havuzu da genişliyor. Durum o kadar karmaşık hale geldi ki tek bir branş alanında binlerce farklı hastalık ve sendrom mevcut.

Ama unutulan bir nokta var. İmkânların artması her zaman insan için olumlu sonuçlar doğurmuyor. Artık daha çok stres yaşayan, hareketsiz, hazır beslenen ve aklın almayacağı kadar çok kimyasala maruz kalan bir toplum var. Etkilerin birleşimi ise karmaşık isimlere sahip olan, can sıkıcı hastalıkların ortaya çıkması demek.

Aslında anlatmak istediğim şu; pek çok hastalık var, ama çoğunun kaynağı aynı. Ama modern tıp –neredeyse– her zaman hastalığı değil belirtileri tedavi ediyor, aşırı branşlaşmış hekimlerin bazıları olaya geniş açıdan bakamıyor ve birçok hastalığın kaynağı olan beslenme her zaman ikinci planda kalıyor.

Durum o kadar vahim ki tedavisinde topu topu 15 farklı etken maddenin kullanıldığı bir hastalıkta hekim eliyle reçete yazarken, beslenme önerilerini önündeki bir kâğıttan işaretleyip hastaya veriyor. İlaçlar belirtileri geçiriyor ama hastanın katlayıp cebine koyduğu ve ona hiçbir şey ifade etmeyen beslenme önerileri unutuluyor. Sonuç, tedavi olmayan, sürekli ilaç kullanan ve mutsuz hastalar.

İşte tam olarak bu sebeple size ilaçtan bile önemli olabilecek bir beslenme tarzı olan ketofasting uygulamasından ve hangi hastalıklarda kullanılabileceğinden bahsedeceğim. Çünkü buna ihtiyacınız var.

Obezite, insülin direnci ve tip 2 diyabet

Katıldığım toplantılarda obezitenin bir salgın olduğundan bahsettiğimde bazı dinleyicilerin yüzündeki şaşkınlık beni üzüyor. Çünkü insanlar obezitenin tek başına oluşan, çoğu zaman hastalıklar nedeniyle ortaya çıkan bir durum olduğunu sanıyor. Ama hayır, obezite değişen beslenme ve yaşam şartlarına bağlı olarak meydana gelen, kronik ve önlenmesi mümkün bir hastalık.

Salgın özelliği ise tamamen alışkanlık ve toplumun bakış açısıyla alakalı. Eğer bir arkadaşınız kötü besleniyorsa onun yanında geçirdiğiniz zaman sizi de kötü beslenmeye veya sağlıksız yaşamaya iter. Çünkü bulunduğunuz ortamdaki kişileri taklit etmek bir içgüdüdür ve çoğu zaman engellenemez. Sonuç olarak obeziteye sebep olan alışkanlıklar aynı bakteriler gibi size, ailenize ve onlardan da çevrelerine geçer.

Sürece bir kez olsun dışarıdan bakmanızı, yaşananları görmenizi istiyorum. Zira obezite problemiyle karşı karşıya olanların birazdan anlatacağım hikâyeden çok şey çıkartacağını biliyorum. Çünkü bu hikâye müzmin bir obeze ait!

Macera çoğu zaman çocukken başlıyor. Akşam yemeğinde daha çok doymak için yenilen ekmekler, kilo yapmaz diye gece soyulan ve bıçağın ucunda anneniz tarafından uzatılan meyveler, okul kantininden harçlıklarla alınan dondurmalar, bağımlısı olduğunuz o ağır kokulu cipsler. Üzerine birkaç senede bir girilen ve hayatınızı etkileyen sınavlar eklenince kilo artışı kaçınılmaz.

Bu durum çocukken daha sempatik görünmeyi sağlasa da arka planda çok tehlikeli bir kısırdöngü oluşturur. Döngünün ilk adımı sürekli beslenmeye ve yoğun karbonhidrat alımına bağlı olarak artan kan şekeridir. Ardından vücudunuz yükselen kan şekerini düşürmek için insülin salgılamaya başlar. Burada fazla kilo, aşırı beslenme ve yoğun karbonhidrat alımına bağlı olarak sürekli artan kan şekerini düşürmek için salınan insülin miktarı arttıkça hücreleriniz üretilen fazla insülinin zararlı etkilerinden korunmak için insülini algılayan duyu organı olan reseptörlerini tepkisiz hale getirir. Sonuçta salınan insüline karşı tepkisiz yani dirençli hücreler oluşturulur.

Kısırdöngü burada başlıyor. Çünkü insüline tepkisiz kalan hücreleriniz kandaki şekeri içeri almakta zorlanır. Dolayısıyla kanda biriken şekeri azaltmak için vücudunuz daha çok insülin salgılamaya başlar. Ardından salınımı miktar olarak artmış insüline karşı hücreleriniz daha fazla direnç geliştirir.

Bu süreçte vücudunuz kanda yeterli insülin olmasına rağmen onu çok daha verimsiz bir şekilde kullanır ve kan şekerini düşürmekte zorlanır. Ayrıca yüksek seyreden kan şekerinizde yaşanan en ufak düşüş kişinin kendini halsiz ve rahatsız hissetmesine sebep olur. Bu durum özellikle yemeklerden sonra yaşanır. Zira kan şekerini düşürmek için birden aşırı miktarda salınan insülin bir süre sonra kan şekerini normalden fazla düşürür ve bu durum "reaktif hipoglisemi" olarak adlandırılır. Farklı bir hastalık gibi algılansa da aslında insülin direncinin bir sonucu olan reaktif hipoglisemi durumu kısırdöngüyü besler, çünkü kişiyi sürekli beslenmek zorunda bırakır.

Eğer kısırdöngüyü bu noktada kıramazsanız daha sık beslenir ve daha fazla insülin salgılanmasına sebep olursunuz. Bu durum sonucunda pankreasınız (insülin üreten organınız) giderek artan insülin ihtiyacına yanıt veremez. Bu yetersizlik sonucunda artık kan şekeriniz insülin direncinde olduğu gibi hafif yüksek olarak kalmaz. Aksine yaşanan yetersizliğe bağlı olarak kan şekeriniz orantısız bir şekilde yükselmeye başlar. Çünkü hem yeterli insülin salınamaz hem de salınan insüline dirençli olan dokular kan glikozunu içeri alamazlar.

Hoş geldin tip 2 diyabet.

Ama korkmayın, hikâyenin bu safhası gayet iyi ilerleyecek. Çünkü hastalık teşhisinde "harika" tetkiklerimiz olduğu için teşhiste gecikmiyoruz. Gittiğiniz doktor randevusundan yazılacak ilaçların sığması için özenle doldurulmuş bir reçete ve elinize verilmiş "tam tahıllı ekmek" içeren şifa niyetine yazılmış diyetlerle ayrılıyorsunuz. Ama bir sorun var! İlaçları kullanmanıza rağmen hastalığınız tedavi edilmiyor. Tedaviyi bir kenara bırakın, güncel protokoller hastalığın ilerleyişini bile durdurmuyor.

İşte salçalı ekmekle başlayan kilo alma macerasının sonu; insüline bağımlı ve hastanelere muhtaç bir yığın hasta.

Buradaki tek sorun kan şekerinin kontrolündeki güçlük değil. Keşke öyle olsa. Ama aşırı insülin salınımı (ki bunun tıbbi adı hiperinsülinemi) birçok mekanizmayı direkt olarak etkiliyor. Her şeyden önce sürekli insülin salınması vücudun her noktasında inflamasyon yani bağışıklık yanıtı oluşturur. Sürekli tetiklenen bağışıklık hücreleri bedeninizde noktasal hasar oluşturur ki bu durum Alzheimer hastalığından, sebepsiz alerjilere ve kansere kadar birçok hastalığa neden olur.[6] Ayrıca hiperinsülinemi kötü kolesterol olan LDL'yi yükseltir, ortalama tansiyonu artırır ve bel çevresi yağlanması yapar. Saydığım tüm bu değişiklikler ise kalp-damar hastalığı için risk faktörü oluşturur.

Birçok hastalığın ortak nedenleri olduğunu söylemiştim. Şimdiden parçaları birleştirmeye başladık. İlerleyen sayfalarda aklınızın ucundan geçmeyecek ve küçük aydınlanmalar yaşayacağınız birçok bağlantıyı göreceksiniz.

Konuyu bitirmeden önce ketofasting beslenmenin obezite, insülin direnci ve tip 2 diyabet sürecine nasıl etki ettiğini işlemek istiyorum.

Açlık ve düşük karbonhidratlı beslenmenin ortak noktaları var. Ama en önemlisi kan şekeri üzerine olan etkileri.

Uzun süre aç kalmak kan şekerini ciddi şekilde düşürür, zira yeni besin girişi olmaması vücudunuzu mevcut kaynakları kullanmaya iter. Bu kaynaklardan en önemlisi açlığın ilk 16 saatinden sonra yağlarınızdır. Yağların parçalanması ve kan dolaşımına salınması glikoz gibi kan şekerinizi yükseltmez, aynı zamanda enerji üretmenize yardım eder.

Diğer yandan ketofasting beslenme yaparken tükettiğiniz yüksek miktardaki yağ ve düşük karbonhidrat kan şekerinizin çok daha az yükselmesini sağlar. Bu durum yağların yakılmasıyla ortaya çıkan keton cisimlerini kanda baskın hale getirir, vücudu bu kaynağı kullanmaya zorlar.

Son tahlilde, düşük kan şekeri daha az insülin salınımına neden olur, uzun vadede bu durum hücrelerinizin insüline daha hassas olmasını sağlar ve sorunlar yavaş ama etkili bir şekilde çözülür. İşte bu mekanizma obeziteyi, insülin direncini yenmenizi ve tip 2 diyabeti tedavi etmenizi sağlar.

Hayal değil, gerçek. Yani bu zamana kadar birçok otoritenin benimsediği obezite tedavisi tamamen yanlış. "Aldığın kaloriden fazlasını yak" ucuz bir numaradan ibaret! Çünkü obezite çok daha karmaşık, multifaktöriyel bir hastalık ve "Az ye zayıflarsın" bakış açısından fazlasını hak ediyor.

6. https://www.ncbi.nlm.nih.gov/pubmed/26357550
https://www.ncbi.nlm.nih.gov/pubmed/12847160

Gerçekten, obez insanlar daha az yedikleri zaman zayıflayacaklarını bilmiyorlar mı? Eğer öyle olsaydı hepsi kilo vermek için kontrolü ele alırdı. Ama obeziteden mağdur o bireylerin bilmedikleri şeyler mi var?

Kesinlikle evet!

Konuyla ilgili çok fazla araştırma bulunuyor ve bu araştırmalar gösteriyor ki uzun vadede düşük karbonhidratlı, oruç düzeniyle beslenmek kan şekeri kontrolünde, kilo verme sürecinde ve kalp-damar hastalıklarının oluşması riskinin azalmasında diğer birçok beslenmeden üstün.[7] Konuyla ilgili söylediklerimin tam tersini gösteren bazı çalışmalar da mevcut. Ama unutmayın, bu tip birçok çalışmayı sektörün büyük firmaları finanse ediyor ve manipülasyon kaçınılmaz.

İnanılmaz ve komplo teorisi gibi geldiğini biliyorum, çünkü size böyle öğretmediler. Hatta bireyleri o kadar mükemmel bir şekilde programladılar ki birçok hastam tip 2 diyabeti yendiği zaman bile sonuçlara inanmak istemedi, bir yerlerde hata olabileceğini düşündü.

Para her şeyde olduğu gibi sağlıkta da gerçek belirleyici. Yoksa siz sağlık sektörünün size hizmet ettiğini mi düşünüyorsunuz? Bence tam tersi, güncel sağlık uygulamalarının birçoğu (tamamı değil) maalesef sizi bir noktada ilaç bağımlısı olmaya aday, devleti ise bu adayları finanse edecek şefkatli bir baba olarak görüyor.

Yağ yersem yağlanırım düşüncesi: Bilim bu değil!

Toplumun büyük kısmı düşük karbonhidratlı beslenmenin zararlı olduğunu düşünüyor. En çok karşılaşılan ise yağ tüketiminin kilo aldırdığı veya hastalık yaptığı inancı. Ne yalan söyleyeyim, bu inancın yaygın olması çok doğal. Zira yağın zararlarıyla ilgili yapılan reklamları ve araştırmaları "sütün aslında siyah olduğu" düşüncesi üzerine yapsaydık muhtemelen toplumu siyah süt içtiğine inandırmış olurduk.

7. https://www.ncbi.nlm.nih.gov/pmc/articles/PMC1325029/
https://www.ncbi.nlm.nih.gov/pmc/articles/PMC2633336/
https://www.ncbi.nlm.nih.gov/pmc/articles/PMC5329646/
https://www.ncbi.nlm.nih.gov/pmc/articles/PMC1368980/

Peki gerçek bilim ne söylüyor?

Cevabı bulmak için size anlattığım metabolik süreçleri kafanızda canlandırmanız yeterli. Eğer taşları yerine oturtmakta zorlanıyorsanız, izin verin ben açıklayayım.

Yağı depolama sürecinde en önemli etkenin insülin hormonu olduğunu konuşmuştuk. Kendisi kandaki fazla glikozu hücre içine göndermesiyle ve hücreye yağ üretim emrini vermesiyle ünlüydü.

İşte en önemli nokta geliyor. İnsülin düzeyini artıran şey yağlar değil, karbonhidratlar! Yani kilo almak için yağlara değil, karbonhidratlara ihtiyacınız var.

Hatta konuyla ilgili yapılan araştırmalar düşük karbonhidratlı beslenmenin, düşük yağlı beslenmeye göre kilo verme sürecini daha kolay hale getirdiğini gösteriyor.[8]

Kilo verme sürecindeki zorlukları aşabilir miyiz?

Diyet başlı başına bir sınav. Sürekli hissedilen derin açlık, halsizlik ve motivasyon eksikliği en önemli problemlerden birkaçı. Aslında başarılı olmanın anahtarı da bu noktalarda gizli. Çünkü daha az kalori almak, egzersiz yapmak ve yaşam tarzı değişiklikleri uygulamak herkes tarafından, her beslenme tarzında yapabileceğiniz şeyler.

İşte bu sebeple birçok kişi yanılıyor. Çünkü her kalori eşit değil! Biliyorum, konuyu biraz daha açmam gerekiyor.

Önce kalori kavramıyla başlayalım. Kalori, laboratuvar ortamında ölçülmüş ve besinlerin yakıldıklarında ne kadar enerji ortaya çıkardıklarını ifade eden bir birim. Yaklaşık olarak bir gram karbonhidrat ve protein 4 kalori, bir gram yağ ise 9 kalori enerji ortaya çıkartıyor. Ama her şey bu kadar basit değil.

Bedeniniz tükettiğiniz besinleri metabolize ederken çeşitli tepkiler oluşturur. Aşırı şekerli bir besin tükettiğinizde salınan insülin veya yağların parçalanması sonucunda ortaya çıkan keton gibi. Oluşan değişiklikler ise besinin kalori karşılığının bambaşka etkiler oluşturmasına neden olur. Yani eşit kalori aldığınız diyetlerde farklı miktarda tükettiğiniz protein, karbonhidrat ve yağ bedeninizin tepkisini değiştirir.

8. 10.1210/jc.2002-021480

Biraz daha ayrıntıya girmek istiyorum. Böylece ne demek istediğimi daha net anlayacaksınız. Örneğim ise açlık.

Biliyorsunuz, doğru beslenme sistemi oluşturmanıza engel olan problemlerden en azılısı açlık hissi. Gecenin bir yarısı kazınan mide, öğle arasında canınızın çektiği tatlı ve daha nicesi. İşin kötü tarafı birçok insan bunu iradesizlikle bağdaştırıyor. Ama hayır, sorun beslenme tarzı.

Yine mekanizmalara döneceğim. Açlığı kontrol eden üç ana hormon mevcut (küçük etkilere sahip birçok hormon olmasına rağmen biz şimdilik ana etkenlere odaklanacağız).

İlk hormonumuz kolesistokinin. Kendisi bağırsaklara gelen besinlerin sindirimine yardım edecek pankreas enzimlerinin salınımını uyarır. Yani incebağırsağa besin girdiği anda kolesistokinin salınmaya başlar. Bu hormonun bir diğer etkisi ise besinlerin artık sindirilmeye başladığını beyne iletmek ve doygunluk hissi vermektir. Şimdi en önemli noktayı açıklıyorum. Pankreas enzimlerinin en önemli görevi yağ ve proteinleri sindirmektir. Yani, yağlı ve proteinli besinlerin tüketilmesi kolesistokinin hormonunu diğer besinlere göre daha fazla artırır. Bu durum dolaylı olarak doygunluk hissinin artmasına sebep olur.[9]

Ghrelin açlığı kontrol eden bir diğer önemli hormon. Açlık hormonu lakaplı ghrelin bu adı haksız yere almadı. Yapılan araştırmalar ghrelin verilen deney hayvanlarının verilemeyenlere göre yüzde 25'ten daha fazla kalori aldığını gösteriyor.[10] Mekanizma konusunda karanlık noktalar olmasına rağmen biliyoruz ki açlığı azaltan kolesistokinin hormonu aynı zamanda ghrelini de azaltarak açlığı bastırmaya yardım ediyor.

Değineceğim son hormon ise yakından tanıdığınız insülin. Biliyorsunuz, kan şekeri ne kadar hızlı yükselirse, yükselişi durdurmak için görev alan insülin hormonu o kadar çok salınır. Yoğun insülin salınımının en önemli handikabı ise kan şekerini çok hızlı düşürmesidir. Hızla düşen kan şekeri beyninize "Kandaki şeker azaldı, enerjiye ihtiyacım var" uyarısının gitmesine sebep olur. Düşen

9. https://www.ncbi.nlm.nih.gov/pubmed/18469245?dopt=Abstract&holding=npg

10. https://doi.org/10.1152/physrev.00015.2004

kan şekeri aynı zamanda daha halsiz ve mutsuz hissetmenize de yol açacaktır. Tatlı yedikten sonra bir süre çok enerjik hissedip sonra aniden kötü hissetmenizin sebebini anlıyorsunuz değil mi?

Bu üç hormonun salınımı ve fizyolojisinden çıkaracağımız nokta şu olmalı; yağ ve protein hormonal sistem üzerinden doygunluk hissini sağlar. Ayrıca yağ ağırlıklı besinlerin daha zor sindirildiğini düşündüğünüzde daha geç boşalan sindirim sisteminin size daha az açlık hissettireceğini anlamanız güç değil.

Sonuç olarak artık şunu biliyoruz: Aç hissetmenize ve sonunda beslenmenize sebep olan şey ne iradesizliğiniz ne de çevrenizin çok beslenmesi. Ana etken hormonlarınız ve kan şekeriniz. Aklınıza önemli bir soru geliyor, biliyorum.

Ketojenik diyette sürekli düşük olan kan şekeri neden insülin sebebiyle aniden düşen kan şekerinin oluşturduğu olumsuz etkileri oluşturmuyor?

Bedeniniz ani değişikliklere tepki vermek için programlanmıştır. Süregelen durumlar ise çoğu zaman tehlike sinyali oluşturmaz. Konuyla ilgili en dramatik örnek ise aniden sıcak suya atılan kurbağanın kaçması ama yavaş yavaş ısıtılan suda tutulan kurbağanın tepki vermemesidir.

Aynı durum kan şekeri için de geçerli. Ketojenik beslenmede devamlı düşük olan kan şekerine rağmen zihnen ve bedenen ekstra şekere ihtiyaç duymazsınız, çünkü enerji için çoğunlukla keton cisimleri kullanılır.

Sonuç olarak, artık hemfikir olduğumuzu düşünüyorum. Zira kan keton seviyesinin artmasının açlığı ve halsizliği azalttığını, bu sayede diyete motive bir şekilde devam etmenize yardım ettiğini biliyorsunuz.[11]

Alzheimer hastalığı

Alzheimer hastalığı erken dönemde hafıza problemleri, kişilik değişikliği ve sosyal hayatta anormal davranışlar gibi basit belirtilerle kendini gösterir. Hafif belirtiler çoğu zaman durumun gözden kaçmasına yol açar ve tanı konulduğunda kişinin zihinsel fonksiyonlarının ciddi zarar gördüğü anlaşılır.

11. https://www.ncbi.nlm.nih.gov/pubmed/29105987

Ülkemizde sorun daha büyük; "Benim başıma gelmez" diye düşünen toplum Alzheimer'ı halının altına süpürüyor ve unutuyor. Ne yazık ki konu ciddi; şu anda dünyada 30 milyondan fazla Alzheimer hastası var ve sayı hızla artıyor.[12] Yani harekete geçmeli, tetikte olmalı ve mekanizmaları doğru değerlendirmeliyiz.

Ne yazık ki değerlendirme konusunda da oldukça zayıfız. Şu an kullanılan tedaviler, hastalığı yavaşlatmak ve zihinsel fonksiyonları korumak için dizayn edilmiş ilaçlarla yapılıyor. Bir nokta tamamen eksik: Beslenme.

Birazdan Alzheimer hastalığında beslenmenin ne kadar önemli olduğunu anlayacaksınız. Geleneği bozmuyoruz, önce mekanizmayı öğreniyoruz...

Alzheimer hastalığı basit tabirle beyninizde bulunan sinir hücrelerinin bağlantılarında meydana gelen hasarın bir sonucudur. Sinir hücreleri arasındaki bağlantı elektrik iletimi ile düşüncelerin oluşması, hareketlerin planlanması veya anıların depolanması gibi işlevlerin devamını sağlar. Sinir hücreleri arasındaki bağlantılar koptuğunda o hücre uyarılamaz. Yani işlevsiz hale gelir ve işlevini kaybeden her organ gibi zamanla körelir, hatta canlılığını kaybeder.

Süreçten ilk zarar gören doku ise beyinde öğrenme ve hafıza fonksiyonlarından sorumlu "hipokampus" bölgesidir. İşte bu sebeple Alzheimer hastalığında ilk bulgular çoğu zaman öğrenme ve hafızayla bağlantılıdır.

Mekanizmalara geri dönelim ve aklınıza takılacağını düşündüğüm bir soruyu cevaplayayım. Beyin hücreleri ve bağlantıları neden hasar görür?

Soruya verilecek en net cevap, "beta-amiloid" adı verilen bir maddenin beyin hücrelerindeki birikimi. Ne yazık ki sürekli ifade edilen bu birikim bir sebep değil, sonuç! Çünkü Alzheimer'ın gerçek risk faktörleri insülin direnci, kötü kolesterol profili, oksidatif stres ve ağır metallere maruz kalmaktır.[13] Genetiği de unutmamak gerektiğini belirteyim.

Gelelim ketofasting beslenme ile Alzheimer hastalığının ilişkisine. Birazdan öğrenecekleriniz tedavi süreçlerini baştan aşağı değiştirebi-

12. https://www.ncbi.nlm.nih.gov/pmc/articles/PMC3181909/

13. https://www.ncbi.nlm.nih.gov/pubmed/9366728
http://onlinelibrary.wiley.com/doi/10.1111/j.1600-0404.1996.tb05868.x/abstract

leceği için acele etmeden, sindire sindire okumanızı tavsiye ediyorum.

Yağlar ve proteinler yapı gereği beyninizi korumak için süzgeç görevi gören ve büyük molekülleri geçirmeyen "kan beyin bariyerinden" geçemez. Dolayısıyla beyninizin enerji üretmek için kullanabileceği ana besin öğesi şekerdir. Tatlı tükettiğinizde daha heyecanlı, mutlu ve zeki hissetmenizin ana sebebini daha iyi anladığınıza eminim.

Burada eski bilgileri hatırlamanızı istiyorum. Şeker molekülleri hücre içine insülin olmadan giremiyordu değil mi? Evet! Ama beyniniz farklı. Çünkü beyin hücrelerinde bulunan ve şekeri içeri taşıyan "GLUT-3" adlı taşıyıcı insüline bağımlı değildir. İşte bir diğer koruma mekanizması!

Peki sorun ne? Niye bunu size anlatıyorum?

Her şeye rağmen yapılan araştırmalar Alzheimer'li hastalarda amiloid biriken hücrelerin şekeri daha az aldığını ve "GLUT-3" adlı taşıyıcıyı daha az içerdiğini gösteriyor. Yani aslında Alzheimer beyin hücreleri için diyabet gibi davranıyor ve şeker olmasına rağmen hücreleri aç bırakıyor.

Konuyu destekleyen çok önemli araştırmalar var. Elde edilen veriler de çarpıcı.

En önemli bulgu ise tip 2 diyabet hastalarında normal insanlara göre on kat daha fazla Alzheimer hastalığı görülmesi[14] ve Alzheimer hastalarının beyin hücrelerindeki glikoz yoğunluğunun azalmasıdır.[15]

İşin ozu ise şu: Alzheimer beyninizde lokal olarak gelişen bir şeker hastalığıdır!

Merak etmeyin, çaresiz değiliz. Daha önceki başlıklarda açıkladığım gibi glikoz metabolizmasını düzeltmenin en iyi yolu ketofasting beslenme. Bir güzel haber de şu:

Ketofasting beslenme aynı zamanda beyin hücrelerinize alternatif bir enerji kaynağı olan keton cisimlerini sunar. Keton cisimleri o kadar etkilidir ki beyninizin günlük enerji ihtiyacının yarısından fazlasını karşılayabilir.[16]

14. Talbot vd., 2012.

15. Hoyer vd., 1988.

16. https://www.ncbi.nlm.nih.gov/pmc/articles/PMC4617348/

Hani beynin tek enerji kaynağı şekerdi?

Maalesef lise düzeyindeki bu bilgiler yanlış. Kan beyin bariyerini tıpkı şeker gibi kolayca geçen keton, rakibi olan şekere hiç benzemez. Hücre içine girmek için daha önce bahsettiğim GLUT-3 gibi taşıyıcılara ihtiyaç duymaz; kanda bulunduğu andan itibaren beyninize ulaşır ve enerjiye dönüşür. Bu sayede Alzheimer hastalığının ilerlemesini engelleyen ketojenik diyet, eğer hasta değilseniz beyin hücrelerinizi koruyarak sizi Alzheimer'dan uzak tutabilir.

Tek şartla! Doğru beslenmeniz gerekiyor. Çünkü kandaki keton düzeyi bildiğiniz üzere sadece belirli durumlarda yükseliyor.

Ketofasting uygulamasının bir parçası olan ve kan keton düzeyini artıran oruç, Alzheimer hastalığının ikinci gerçek sebebi olan oksidatif stresi azaltarak korunmaya ayrıca yardımcı olur. Yapılan araştırmalar da oruç veya kalori kısıtlamasının "beta-amiloid" birikimini engellediğini tekrar ve tekrar göstermektedir.[17]

İşte bu iki beslenme tipinin birleşimi Alzheimer hastalığını her yönden kuşatıyor, oluşacak ve ilerleyecek alan bırakmıyor. Böylece Alzheimer ilerleyemiyor ve riskli bireylerde erken Alzheimer hastalığından korunulmuş oluyor.

Ama satılacak kutu kutu ilaç varken kim beslenmeyi düzenlemek ister ki?

Alzheimer bir küçük damar hastalığı değil miydi?

Alzheimer hastalığının oluşma süreçlerine etki eden bir diğer konu damar sağlığı. Beyinde lokal olarak bozulan kanlanma, artan damar sertleşmesi ve küçük kanamalar sinir hücrelerinin zarar görmesini kolaylaştırır. Şikâyetler bir yerden tanıdık geliyor değil mi? Siz söylemeden ben ifade edeyim. Kalp-damar hastalığı! Hatta bağlantı o kadar net ki mekanizmaların tam olarak açıklanamadığı, 1833 yılında yapılan bir tanımlamada Alzheimer hastalığı için damar sertleşmesine bağlı bunama "dementia arteriosclerotica" adı verilmiş.[18]

Alışılageldiği üzere damar hastalığından bahsedip kolesterol

17. https://www.ncbi.nlm.nih.gov/pubmed/19699265
https://www.ncbi.nlm.nih.gov/pubmed/17183154

18. Lobstein, Jean Frédéric Traité *d'anatomie pathologique,* Levrault, Paris, 1833; 2.

hakkında atılan nutukları unutmak olmaz. Zira kötü kolesterol profilinin damar duvarına zarar verebileceğini biliyoruz. Bu düşüncelerin hepsi ketofasting gibi yüksek yağlı beslenmenin Alzheimer hastalığını kötüleştirebileceğini düşünmenize sebep olabilir. Ama hayır! Burada unutulan basit bir fizyolojik mekanizma var ve size bunu daha önce anlatmıştım.

Kan beyin bariyeri! Yani beyninizi karmaşık moleküllerden koruyan süzgeç!

İşte diğer karmaşık moleküller gibi kan kolesterolü de kan beyin bariyerinden geçemez. Yani ne kadar kolesterol tükettiğinizin veya kanınızda ne kadar kolesterol olduğunun beyniniz açısından hiçbir değeri yoktur. Çünkü beyniniz besinler ile vücudunuza giren kolesterolü alamaz, kendisi kolesterol üretir ve kullanır.

E yani?

Yüksek yağlı beslenmek beyninize zarar vermiyor. Asıl zarar veren şey damar sağlığını bozan, insülin direncini kötüleştiren karbonhidrat tüketimi. 100 yaşında bile gençliğindeki hatıraları hatırlayan ve anlatan, sofrasından tereyağını eksik etmeyen dedelerimizin çocukları 60 yaşında bunamaya başlıyor. Sebebi artık biliyorsunuz, daha çok anlatmama gerek yok.

Ketofasting beslenmenin nörolojik hastalıklara etkisi

Onlarca sendrom, tanı koyulmakta zorlanan süreçler ve tanımlanmış birçok hastalıkla nöroloji çok geniş ve karmaşık bir bilim dalı. Durum böyle olunca nörolojik hastalıklar özelinde ayrı başlıklarla konuyu uzatmam gereksiz görünüyor. Bu sebeple size ketojenik diyetin beyin dokusunu nasıl koruduğunu ve nörolojik hastalıkları hangi yöntemlerle durdurduğunu anlatmak istiyorum.[19]

Beyin sürekli çalışan ve karmaşık sinyalizasyon mekanizmalarına sahip bir yapı. Çalışmayı sürdürebilmesi ise yoğun enerji üretimine ve kullanımına bağlı. Bu durum potansiyel sorunlar oluşmasına neden oluyor.

İlk problem, metabolik aktiviteler sırasında oluşan ve dokulara

19. https://www.ncbi.nlm.nih.gov/pmc/articles/PMC2649682/
https://www.ncbi.nlm.nih.gov/pmc/articles/PMC2367001/

zarar verebilen serbest oksijen radikalleriyle ilgili. Normalde hücrelerde konumlanmış doğal antioksidanlar serbest oksijen radikallerini etkisiz hale getirerek hücreleri zarardan korur. Yoğun stres, enerji ihtiyacı veya bozuk metabolizma bazı durumlarda daha fazla serbest oksijen radikali oluşmasına neden olur ve bedeniniz yeteri kadar antioksidan üretemez. Bu noktada hücreleriniz zarar görür ve zamanla nörolojik işlevler yavaşlar.

Ketofasting beslenmede glikoz kullanılmaması süreci değiştirir. Çünkü glikoz enerji üretim merkeziniz olan mitokondrinin yetersiz kaldığı noktalarda daha fazla atık birikmesine neden olurken; temiz enerji kaynağı olan ketonlar sinir hücrelerinin etkin ve sorunsuz enerji üretmesini sağlayarak korur.[20]

İkinci problem, beyin üzerinden salınan koruyucu hormon ve faktörlerle ilgili. Sinir hücrelerinin görevlerini devam ettirebilmesi ve yeni işlevlere açık kalabilmesi için BDNF gibi hormonlara ihtiyaç vardır.

Bir diğer husus ise sinir hücrelerinin birbiriyle bağlantı kurduğu "sinaps" adı verilen yapılarla ilgili. Konuyu biraz daha açmam gerekiyor. Anılarınız, öğrendikleriniz ve beyninizde yer edinen birçok şey sinirlerin birbiriyle bağlantıları (sinaps) yardımıyla depolanır. Eğer bağlantıları iyi kuramaz veya onları muhafaza edemezseniz kötü öğrenir ya da hızlı unutursunuz. Bu etkinliği ifade eden "synaptic plasticity" terimi öğrenme ve hatırlama hususunda çok önemlidir.

Peki ketofasting beslenme bu sürecin neresinde?

Yapılan araştırmalar ketofasting tarzı beslenmenin beyin üzerindeki BDNF gibi koruyucu hormon ve faktörlerin düzeylerini artırdığını gösteriyor.[21] Bunu basit bir durum gibi algılamayın. Alzheimer dahil hafızayı bozan ve beyin dokusuna hasar veren birçok hastalığın kökeninde yer alan koruyucu hormonların eksikliğini düzeltmek oldukça önemli. Bu bilgiyi pratikte ketojenik diyet yapan nörolojik hastalığa sahip bireylerin kısa sürede şikâyetlerindeki azalmayla görüyoruz. Gördüğüm en umut verici çalışma ise sadece 28 gün uygulanan ketojenik diyetin Parkinson hastalarında oluşturduğu değişim. Çalışmada hastalar o kadar olumlu etki görmüşler ki, Parkin-

20. https://www.ncbi.nlm.nih.gov/pubmed/16435389/
http://journals.sagepub.com/doi/abs/10.1177/0271678X15610584?journalCode=jcba

21. https://www.ncbi.nlm.nih.gov/pubmed/22787591

son değerlendirme sisteminden (Unified Parkinson's Disease Rating Scale) aldıkları puanlar yüzde 43 azalarak hastalığın gerilediği tespit edilmiş.[22] Tek kelimeyle inanılmaz!

Üçüncü ve son problem inflamasyon ile ilgili. İnflamasyon basit anlamda bağışıklık sisteminin oluşturduğu bir savunma yanıtı. Hayatta kalmak için gerekli bir mekanizma olsa da bağışıklık yanıtı olan inflamasyon her zaman doğru zamanda ortaya çıkmaz. Yüksek kan şekeri, bağırsak geçirgenliği gibi durumlar inflamasyon yanıtını sürekli uyararak beyninizde lokal "iltihaplanma" yaratır. Kronik inflamasyonun beyindeki etkisi ise çoğu zaman sinir hücrelerinin hasar görmesi, işlevlerini kaybetmesi veya tamamen kaybı olarak ifade edilir. Eğer şanslıysanız sinir hücrelerindeki hasar yerine sadece basit ileti bozuklukları ve duygu durum değişiklikleri ile kronik inflamasyondan kurtulursunuz.

Ayrıca bu noktaya kadar konuştuklarımız ile fark etmeden nörodejeneratif hastalık tanımını yaptık. Değinmeden geçmeyelim.

Şu an adını sık duyduğunuz nörolojik hastalıkların –neredeyse– tamamı nörodejeneratif hastalık grubuna giriyor. Beyin hücrelerinin hasarlanması veya tamamen kaybı şeklinde tariflenen bu hastalık grubunun içinde Parkinson, Alzheimer, Huntington, ALS, SMA gibi hastalıklar var.

Peki nörodejeneratif hastalıkların tamamında ketofasting kullanılabilir mi?

Cevabım evet. Çünkü her ne sebeple ortaya çıkarsa çıksın beyin üzerindeki inflamasyonu azaltması, yeniden yapılımı artırması ve sinir hücrelerinin enerji metabolizmalarını düzeltmesi bahsi geçen hastalıkların tedavisine yardım eder.[23] Yani neredeyse tüm nörodejeneratif (nöron yani sinir hücrelerini bozan/zarar veren) hastalıkların buluştuğu noktada ketofasting beslenme çözüm için göreve hazırdır.

Kronik inflamasyon ve popüler hastalıklar

Artık modern birçok hastalığımız var. Duymaya alıştığınız ve sorgulamayı bıraktığınız "komşumda da var" sınıfına giren hastalıklar-

22. https://www.ncbi.nlm.nih.gov/pubmed/15728303/

23. https://www.nature.com/articles/s41467-017-00707-0

dan bahsediyorum. Bu hastalıklar hiçbir zaman kayıp değildi. Sadece nadir görülüyordu ve değişen yaşam şartları onlarla sık karşılaşmamıza neden oldu. Kalp hastalıkları, otoimmün problemler, alerjiler bunlardan sadece birkaçı.

Ne yazık ki soru sormayı da pek sevmiyoruz. Modern hastalıkların kökeninden öte, mekanizmalara odaklanıp basit çözümleri kaçırıyoruz. Dört işlemle çözülebilecek matematik problemlerini integral ile havalı ve zahmetli yollardan çözmeye çalışırken sınıfta kalıyoruz.

İşte inflamasyon bu noktada devreye giriyor. Hastalıkların kökenini anlamamız ve onları tedavi edebilmemiz için kendisi çok değerli. Önce size biraz ayrıntılardan bahsetmek istiyorum.

İnflamasyon vücudunuzun zararlı etkilere karşı verdiği tepki olarak tanımlanabilir. Zararlı bakteriler ve virüslere karşı savunma, hasarlanmış, görevini yapamayan dokuların yenilenmesi hatta bedeninizdeki yabancı maddelere karşı oluşan bu yanıt hayatta kalmanız için oldukça önemlidir. İnflamasyonu enfeksiyon ile karıştırmamanız gerektiğini ayrıca belirtmem gerekiyor. Enfeksiyon vücudunuza giren bakteri gibi zararlı organizmaların yayılmasıyla oluşan durumken inflamasyon vücudun verdiği tepkinin adı.

Çok dağıtmadan konuya döneyim. İnflamasyonu anlamak için sıkça hastalarıma verdiğim bir örnekten bahsetmek istiyorum. Hemen hemen herkesin eline hayatının bir döneminde kıymık adı verilen tahta parçası batmıştır. Öyle sinir bozucu bir şeydir ki çıkarmaya çalıştığınızda hemen hemen her zaman içeride küçük bir tahta parçası kalır.

Elinize batan parçaya vücudunuzun tepkisini hatırlamaya çalışın. İlk birkaç saat içinde tahtanın battığı nokta kızarır, hassas hale gelir ve daha sıcak hissedilir. Ardından birkaç gün içerisinde tahtanın battığı bölge düzelmeye başlar ve bir miktar ölü dokuyla tahta atılır. Tüm bu süreçler inflamasyonun çok basit bir tanımıdır. Uyarılan bağışıklık hücreleri problem olan dokuya çağırılır. Artan geçirgenlikle damardan dokuya geçer ve orada görevini yapmaya başlar.

İlk birkaç gün vücudun savunma hücreleri yabancı maddelere karşı bir yanıt oluşturur, sorunlu bölgeye giden kan artar ve yabancı maddenin dokuya zarar vermemesi için etrafı çevrilir. Ardından etrafı çevrilen yabancı madde güvene alınmıştır. Bağışıklık sistemi ile bağlantısı kesildiği için inflamasyon uyarısı biter ve vücudunuz o noktayı unutur.

Bu noktaya kadar "Bana niye bunları anlatıyorsun" demiş olabilirsiniz. Merak etmeyin, birazdan modern birçok hastalığın nedenini öğreneceksiniz.

İnsan bedeniyle ilgili bilmenizi istediğim en önemli şey, tüm reaksiyonların kararında olması gerektiği. Bahsi geçen kural inflamasyon için de geçerli. Eğer inflamasyon doğru zamanda uyarılırsa görevini yerine getirir ve geri çekilir. Akut yani hızlı gelişen inflamasyon sizi zararlı yapılardan korumak için çok önemlidir. Eğer aksi bir durum olur ve vücudunuzda sürekli inflamasyon yanıtı oluşturulursa, bedeninizin savunma yanıtı sorunun kökeni yerine varlığına odaklanır, önüne gelen her şeye saldırır.

Kıymık örneğini hatırlayın. Bir süre sonra kıymığın çıkmasıyla beraber oradaki inflamasyonun durduğunu söylemiştim. Peki ya durmayıp sürekli o bölge kızarık olsaydı ve iltihap aksaydı?

İşte o zaman başınız derde girerdi!

Sokaklarda dolaşan elleri tetikte, uykusuz ve gergin yüz binlerce asker düşünün. İşlerin kontrolden çıkması ne kadar kolay değil mi? Aynı şey bedeniniz için de geçerli. Kim kontrolsüz bir güce sahip bağışıklık sistemini sürekli uyarmak ister ki?

Daha önce birçok noktada değindiğim inflamasyon çok tanıdık bir hastalığın oluşma sürecinde de etkilidir. Merak ettiğinizin farkındayım, hadi devam edelim.

Kalp hastalığı inflamatuar bir hastalıktır!

Kalp hastalıklarıyla ilgili gerçek sorunu görmek bu kadar zor olamaz. Herkes kolesterol ve kalp hastalığı ilişkisini o kadar çok inceliyor ki asıl önemli noktayı gözden kaçırıyorlar.

Gerçek sorun ise inflamasyon! Yine inanılmaz geldiğini biliyorum. Dolayısıyla mantık yürütmek için önce mantığı anlamanız gerekecek.

Neredeyse bütün kalp hastalıkları damar sertleşmesi yani ateroskleroz tabanında gelişir. Ateroskleroz durumu damar içerisinde –özellikle de atardamarlarda– biriken artık maddelerin büyüyüp kan akışını bozması ve hastalıklara yol açmasıyla tanınır. Kalbi besleyen damarlarda olan tıkanıklık kalp krizi, beyninize giden damarlardan çıkan pıhtıların oluşturduğu tıkanıklıklar ise inme (felç) olarak sonuçlanır. Yani tıkanıklık ya daralan damarda ya da kopan parçanın gidebildiği son noktada meydana gelir.

Ama nasıl? Basit bir şekilde kolesterolün damar duvarında biriktiğini düşünüyorsanız yanılıyorsunuz. Çünkü sorun damar duvarının içinde oluşur. Bu durumda ne bir çökelme ne de basit bir birikmeden bahsedilebilir. Yani damarın bir noktasına özel olarak tutunmaya yarayacak bir mekanizma olmalı. Aksi halde plaklaşmadan bahsedilemez.

Hafızanızı biraz yoklayın. İnflamasyonu anlatırken size savunma hücrelerinin gerekli noktaya geçme ve bağlanma yeteneğinden bahsetmiştim. Damar sertleşmesi yani ateroskleroz mekanizmasında da aynı şey geçerli. Bedende sürekli uyarılan inflamasyon savunma hücrelerinin serseri mayın misali dolaşmasına ve damar duvarında aktif rol almasına neden olur. Ardından yavaş yavaş birikim devam eder, uzun vadede damar tıkanıklığı gerçekleşir.[24]

Yani kalp-damar hastalığının asıl ve tek nedeni kolesterol değildir. İnflamasyon olmadan kalp hastalığı oluşturmak imkânsızla eş! Kolesterolden korkacağınıza asıl sorumluya savaş açmak en mantıklısı.

Framingham risk skorundan size bahsetmek istiyorum. Kendisi 10 yıllık kalp-damar hastalığı risk hesaplama algoritmasıdır. Birçok faktörün birleşimiyle ortaya çıkan riski doğru hesapladığı için modifiye hallerini yıllardır kullanıyoruz.
Bu risk hesaplama aracını incelersek kalp-damar hastalığı faktörlerini çok daha iyi anlayacaksınız ve kolesterolün ne kadar küçük bir ayrıntı olduğunu fark edeceksiniz.

Kalp-damar hastalığına neden olan risk faktörleri şunlardır:

- Total kolesterol ve HDL
- Yaş
- Cinsiyet
- Ortalama tansiyon
- Şeker hastalığı varlığı
- Sigara kullanımı

24. http://circ.ahajournals.org/content/105/9/1135
https://www.ncbi.nlm.nih.gov/pubmed/22390643

Dikkatinizi çekmek istediğim nokta ise apaçık ortada. Şeker hastalığının varlığı, sigara, ortalama tansiyon, yaş, cinsiyet faktörleri aslında inflamasyon ve onun varlığında ortaya çıkan damar hasarıyla ilişkili.
Geriye kalan tek paramatre ise tamamlayıcı olan kolesterol seviyeleri. Yani kabaca risk hesaplama yapmak isteseniz bile karşınıza çıkan tabloda en önemli şey kolesterol değil, damar duvarında hasara neden olan inflamasyondur.

Söylediklerim size çılgınca gelebilir. Ama bilim, çılgınlıkları ve acımasız gerçekleri sever. Son zamanlarda yapılan araştırmalar da beni doğrular nitelikte. Hatta bir tane araştırmanın sonucunda şu çarpıcı paragraf yer alıyor:[25]
"Hiperlipidemi (kolesterol düzeyinin artışı), koroner aterosklerozun (kalp damarı tıkanıklığı) önemli bir nedeni değildir. Koroner aterosklerozun gelişiminde ve ilerlemesinde yüksek glikoz düzeyleri yüksek öneme sahiptir."

Peki neden sadece kolesterole bakılıyor?

Kolesterol düzeylerini etkileyen birçok faktör bulunuyor. Bu faktörler içerisinde aşırı karbonhidrat tüketimi, kötü yaşam tarzı ve hareketsizlik gibi etkenler de var. Saydığım problemler aynı zamanda inflamasyonu da ciddi şekilde uyarıyor. Dolayısıyla "çoğu zaman" kolesterol profilini bozan etkiler inflamasyonu da artırıyor. İşte bu nedenle kaçak savaşan konvansiyonel tıp iki dakikada tanı koymak ve ilaç yazmak için elverişli bir parametre olarak kolesterol düzeylerini tercih ediyor.

Yalnız bir sorun var. Kolesterol düzeylerini "sözde" olumsuz şekilde etkilemesine rağmen kalp-damar hastalığı riskini azaltan birkaç istisnadan biri de KETOFASTİNG BESLENME. Çünkü kolesterol düzeylerini artırsa bile ketofasting beslenmede inflamasyon, ortalama kan şekeri gibi parametreler olumlu şekilde değişir.

Demek ki neymiş? Kolesterol seviyelerinin artması her zaman kötüye işaret değilmiş!

25. https://www.ncbi.nlm.nih.gov/pubmed/30101436

LDL, HDL, trigliserit ve total kolesterol: Al sana kolesterol ilacı!

Konuya daha yakından bakmak şart. Kolesterol hakkında net ve geniş bir bilgiye sahip olmanız bu konuyu daha iyi anlamanıza yardımcı olacak. Ama uzun uzadıya biyokimyasal süreçleri ve kolesterol metabolizmasını anlatmak yerine size parça parça bilgiler vereceğim.

1. Kolesterol, karbon iskeletinden oluşmuş bir steroid alkolüdür. Yani kabaca yağa benzer bir moleküldür. Suda çözünmez.
2. Kolesterol hayat için olmazsa olmaz bir yapıdır. Hormonların yapımından, hücre zarına katılmaya kadar birçok farklı işlevi vardır. Bu kadar hayati bir molekül olduğu için bedeniniz işini şansa bırakmaz ve dışarıdan kolesterol alımını beklemez. Kendi üretir.
3. Besinlerin içerisinde bulunan kolesterolün çok azı emilebilir (unesterifiye) haldedir. Dolayısıyla tükettiğiniz kolesterolün çok küçük bir kısmı emilir. Bedeninizde bulunan kolesterolün yarısından fazlası yine bedeniniz tarafından üretilir. Dolayısıyla beslenme ile kolesterol düzeylerini kontrol etmek imkânsıza yakındır.
4. Kolesterol molekülleri safra salgısıyla bağırsaklara atılabilir.

Kolesterol metabolizmasını tek cümleyle anlatabiliriz: Kolesterolü tüketir, üretir, kullanır ve dışarı atarız.

5. Kolesterol molekülleri suda çözünmeyen yapıya sahip oldukları için kanda taşınırken bir aracıya ihtiyaç duyarlar. Bu aracı apoprotein adı verilen yapılardır. Kolesterol ile birleşen apoproteinler "apolipoprotein" olarak isimlendirilir. Genel olarak bilinen iki tip apolipoprotein vardır (ileride değineceğim). Apolipoprotein A-I (Apo A-I) ve apolipoprotein B (Apo B)
6. Sizin HDL, LDL, VLDL gibi isimlerle bildiğiniz (bir de IDL var) bu moleküller aslında apolipoprotein içerisinde bulunan yağların yoğunluğuyla isimlendirilmiştir.
7. High density lipoprotein (HDL) Türkçe olarak yüksek yoğunluklu lipoprotein hacim olarak küçük olmasına rağmen çok yağ içerir,

yani yoğundur. Low density lipoprotein (LDL) Türkçe olarak düşük yoğunluklu lipoprotein hacim olarak HDL'den büyük olmasına rağmen yoğunluk olarak HDL'den daha az yağ içerir, yani az yoğundur. Yağ içeriği ve yoğunluk açısından en yoğun tip HDL iken en az yoğun molekül şilomikrondur. Sıralama ise şöyledir: HDL>IDL>LDL>VLDL>şilomikron.

8. Yoğun molekülleri taşıyan apolipoprotein tipi Apo A-I iken, daha az yoğun olarak taşıma yapan apolipoprotein Apo B'dir.

9. Apo A-I dışarıdan (yağ dokusundan, steroid üreten hücrelerden) karaciğere ve bağırsaklara kolesterolü taşımaya yardım eder. Apo B ise kaslara ve hücrelere kolesterolü taşımakla görevlidir. Yani HDL'nin ana taşıyıcısı Apo A-I kolesterolün içeriye (bağırsak ve karaciğer) iletilmesini sağlarken LDL, IDL, VLDL ve şilomikronların taşıyıcısı Apo B kolesterolün dışarıya yani kas ve diğer hücrelere iletilmesini sağlar. Bu sebeple kendisi zararlı görülür. Klinikte birçok hekimin vâkıf olmadığı bu karışık kolesterol metabolizmasını artık biliyorsunuz. Özetle durum şu: LDL, IDL, VLDL ve şilomikronlar yoğunluğu az olan ve boyut olarak büyük moleküllerdir ve kolesterolü dış dokulara ulaştırmaya çalışırlar. LDL ve benzer Apo B içeren kolesterolün zararlı görülmesinin sebebi budur. Çünkü kendisi dış dokulara kolesterol taşır ve bu dış dokulardan biri tıkayacağı damarın duvarı olabilir.

Ne yazık ki HDL veya LDL isimlendirmesi de oldukça hatalıdır. Çünkü HDL ve LDL kendi içerisinde LDL-1, LDL-2, LDL-6, HDL-1, HDL-2 gibi sınıflara ayrılır ve bu sınıfların zarar verme/koruma nitelikleri farklıdır.

Damar duvarına taşınan kolesterol ise kalp hastalığı oluşturur. HDL ise boyutu küçük ama yoğun olan yapılardır ve kolesterolü karaciğer ve bağırsak gibi ana kullanım/atım merkezine taşırlar. Bu sebeple de iyi kolesterol olarak görülür.
Ama siz böyle anlattığıma bakmayın, çünkü klinikte yukarıda konuştuğumuz ayrımların hiçbiri yapılmaz.

10. Rutin tetkikler çoğu zaman kolesterol açısından çok az fikir verir. Çünkü LDL'nin tipi, içerisindeki kolesterol yoğunluğu ve büyüklüğü ölçülmez. Hatta laboratuvarlarda total kolesterol, HDL ve trigliserite bakılarak asıl önemli olan ve risk faktörünün kendisi LDL hesaplanır. Evet, şaka gibi ama asıl önemli olan şeyi ölçmüyoruz, basit bir formülle (LDL = TC (total kolesterol) – HDL – TG (trigliserit) / 5) hesaplıyoruz!

11. Klinikte artık formüllerle hesaplanan LDL yerine Apo B sayısını ölçmenin daha mantıklı olduğu biliniyor. Çünkü en azından LDL sayısını bu şekilde net olarak bilebiliriz. Kılavuzlar da önerilerini bu yönde değiştirmeye başladı.
12. Ayrıca bir diğer konu LDL'nin büyüklüğüyle ilgili. LDL'nin altı farklı tipi olduğunu ve hepsinin büyüklüğünün farklı olduğunu artık biliyorsunuz. Beslenmeyle değişebilen bu büyüklük kalp-damar hastalığı riskini doğrudan etkiler. Yapılan araştırmalar da LDL'nin küçülmesinin, kalp-damar hastalığı riskini artırdığını gösteriyor.[26] Dolayısıyla sorun LDL sayısı ile yapısıdır. İşte tam olarak bu nedenle beslenmeyle değişebilen LDL sayısı ve yapısı sebebiyle direkt ölçüm yapabilmek şart!

Peki bu kadar farklı bilgiden çıkarmanız gereken şey ne?

13. Ölçülen LDL çoğu zaman hiçbir fikir vermez. Önemli olan LDL'nin gerçek sayısı ve büyüklüğüdür.
14. Kolesterol ilacı 3 farklı parametreye bakılarak verilecek kadar basit bir ilaç değil, hele ketofasting sebebiyle değişen kolesterollere bakılarak kolesterol ilacı vermek çılgınlıktır. Çünkü yapılan araştırmalar düşük karbonhidratlı beslenmenin kan yağlarında olumlu değişiklik yaratarak kalp-damar hastalığı riskini azalttığını gösteriyor.[27]
15. Kolesterol ölçümünde baz almanız gereken yegâne şey HDL ve total kolesteroldür. Hedef total kolesterol/HDL oranının 3,5'tan küçük olmasıdır. Eğer imkânınız varsa Apo A-I ve Apo B düzeyini ölçtürmek size kesin bir fikir verir.

Ben ise klinikte kolesterol ilacı kararı için LDL alt grupları ve lipoprotein fosfolipaz A2 (Lp-PLA2) ölçümünü görü-

26. https://www.ahajournals.org/doi/full/10.1161/01.cir.95.1.69

27. https://academic.oup.com/jn/article/136/2/384/4664306

yorum. Ne yazık ki bu, özellikli ve yorumu zor bir tetkiktir. Dolayısıyla size kendi başınıza yaptırmanızı önermeyeceğim.

Hatta kolesterolle ilgili yanılgılar o kadar büyük ki insanlar yapılan güvenilir araştırmalardan bazılarını tarihin tozlu sayfalarına gömdüler; tabii ki gıda lobisinin yardımıyla. İşte o araştırmadan[28] önemli başlıklar!

- 68.000 insan üzerinde yapılan 19 çalışmalık bir derlemede 60 yaş üzeri bireylerde LDL'nin artmış olması ömrü uzatıyor.
- İsveç'te yapılan bir araştırmada kolesterol ilacı (statin) kullanımının kalp krizinden ölüm riskini azaltmadığını gösteriliyor.
- 1987'de yayımlanan 30 yıllık bir çalışma total kolesterolde yaşanan yıllık 1 mg/dl düşüşün total ölüm riskini yüzde 11 artırdığını gösteriyor.

Sanırım bu kadarı yeterli, artık kolesterole nasıl bakmanız gerektiğini biliyorsunuz!

Yoksa sende mi depresyondasın?

Depresyon karmaşık bir hastalık. Pek çok kişi hâlâ depresyonun sadece kötü giden iş, yoğun stres, aile içi sorunlar gibi yaşam koşulları sebebiyle oluştuğunu düşünüyor. Ama hayır, neredeyse tüm modern hastalıklar gibi depresyonda da inflamasyonun rolü büyük. "Yok artık, daha neler" demeyin, beyin kimyasıyla ilgili küçük birkaç açıklama sizi ikna etmeye yetecektir.

Beyninizdeki sinir hücreleri haberleşmek için birkaç farklı ileti kimyasalı kullanılır.

Nörotransmitter olarak adlandırılan bu yapılardan en önemlileri seratonin, dopamin ve nöroadrenalindir. Bahsi geçen kimyasalların belirli oranlarda salındığını ve etkilerinin farklı olduğunu biliyoruz. Kabaca seratonin seviyelerinin azalması huzursuz ve endişeli his-

28. https://doi.org/10.1080/17512433.2018.1519391

setmenize neden olur. Ödüllendirilme mekanizmasında görev alan dopamin eksikliğinde ise hareket bozuklukları, dikkat eksikliği ve hafıza problemleri görülür.

Peki sizce sorun kendiliğinden meydana gelen bir dengesizlik mi? Yani beyninizde uyarı oluşturmaktan sorumlu bu kimyasallar basit bir şekilde bozulup sizi etkiliyor mu? Ama depresyon bu kadar basit bir hastalık değil, üstelik şans eseri görülen bir şey de değil. Beynin kimyasını bozan bir şeyler olmalı.

Evet, var. İnflamasyon!

Beyniniz kendi hücrelerini ve bütünlüğünü korumak için diğer hücreleriniz gibi bağışıklık elemanları taşır. Öncü savunma elemanı ise microglia adı verilen hücrelerdir. Bu hücreler herhangi bir problem olduğunda inflamasyonu tetikleyerek ortamı hazırlar ve ortamı korur. Ne yazık ki microglia hücrelerinin bir şartel mekanizması yoktur. İstediğinizde kapatamazsınız. Sorun ise burada başlar. Çünkü microglia hücreleri savunma haricinde de uyarılmaya açıktır. Kötü diyet, fiziksel stres hatta hareketsiz yaşam tarzı bile beyindeki inflamasyonun uyarılmasına neden olabilir.

Uyarılan inflamasyon sonucu ortaya çıkan kimyasallar beyin hücrelerindeki enerji üretim mekanizmalarını bozar, seratonin ve diğer nörotransmitterlerin salınımını sekteye uğratır. Takiben ortaya çıkan tatminsizlik, endişeli ruh hali ve odaklanma güçlüğü gibi depresif belirtiler ortaya çıkar.

Yapılan araştırmalar da bizi onaylıyor. Kanda daha düşük miktarda inflamasyon belirteci olan hastalar antidepresana daha iyi yanıt veriyor. İnflamasyonun ağırlıklı olduğu veya majör depresyon hastalarının intihar etme oranı daha yüksek ve bazı depresyon belirtileri inflamasyon belirteçleriyle anlamlı bir şekilde bağlantılı. Ne kadar inanılmaz geldiğini biliyorum.

Aslında bu tablo bize depresyon gibi metabolik süreçlerle ilişkilendirilmeyen bir hastalığın bile inflamasyonla ilgili olabileceğini gösteriyor.[29]

29. https://jamanetwork.com/journals/jamapsychiatry/fullarticle/2470679
https://ajp.psychiatryonline.org/doi/abs/10.1176/appi.ajp.2014.14010094
https://www.sciencedirect.com/science/article/pii/S1740675706000661#tbl2
https://www.ncbi.nlm.nih.gov/pmc/articles/PMC5542678/

Ayrıca yıllardır antidepresan kullanmasına rağmen depresyonu geçmemiş kişilerle de tanıştığınıza eminim. Bu insanların birçok farklı etken maddeyi denemiş, doz artırmış ama yine de sorundan kurtulamamış olduğunu küçük bir sohbetle öğrenebilirsiniz. İşte bu depresyon sürecindeki tek etkenin koşullar olmadığını gösteriyor. Eğer bu insanlara basit bir antioksidan verirseniz veya doğru şekilde beslenmesini sağlarsanız depresyonlarının geçeceğini göreceksiniz.

"Ama çalışmalar var" dediğinizi duyar gibiyim. Antidepresanlarla ilgili yapılan yüzlerce hayvan deneyinin olumlu olması inflamasyon ile depresyon arasındaki bağlantıyı sorgulamamıza engel olamıyor.

Eğer hâlâ tatmin olmadıysanız izin verin size biraz da hayvan deneylerinden bahsedeyim!

Onaylamasam da hayvan çalışmalarına ihtiyacımız var. Çünkü piyasaya çıkacak ilaçların etki profili, çalışma mekanizması, kandaki yoğunluğu ve güvenilirliği gibi birçok değişken ancak o masum canlılar üzerinde incelenebilir.

Burada hayvanları nasıl hasta yaptığımızla ilgili önemli bir ayrıntı ortaya çıkıyor. Diyabette oldukça kolay olsa da depresyon gibi karmaşık ve birçok nedene bağlı olabilecek hastalıklarda hayvan deneyi ile ilaçların etki profilini anlamak çok zor. Çünkü hastalıkların kökenleri değişkendir ve ilaçların etkinliğini incelerken o hastalığın kökenlerini tedavi etme ihtiyacı deneylerde hayvanları nasıl hasta edeceğinizi değiştirir. Yani bir hayvanı nasıl hasta ederseniz o hayvanı ancak o mekanizmayı kullanarak tedavi edersiniz. Depresyonda da aynı kural geçerli. Birçok antidepresan, model olarak alınan hayvanların depresyonunu beyin kimyasıyla düzeltmeye çalışırken insanda farklı mekanizmaların süreci etkilediğini bildiğimizden çalışmalar çoğu zaman beyhude kalıyor. Yani hiçbir bilimsel araştırmada denek hayvanlar kronik inflamasyona maruz bırakılarak depresif hale getirilmiyor. Dolayısıyla tedavide de farklı yaklaşımlar gelişmiyor.

Depresyonu açılmayan bir kapıya benzetirsek, antidepresan kullanımı o kapıyı maymuncukla açmak yerine balyoz kullanmayı ifade ediyor.

Benim amacım ise beyninizi, yani "kapıyı" sağlam bırakmak!

Ketofasting inflamasyona karşı: Savaşı kazanacağız!

İnflamasyonun kalp-damar hastalıklarıyla bağlantısı ve depresyonla yakından ilişkisi sizi şaşırtmış olabilir. Ama bu kadarla da bitmiyor. Çünkü listemiz vitiligo veya sedef (psoriazis) gibi birçok otoimmün hastalık, bazı kanser türleri ve sürpriz alerjilerle uzatılabilir.

Yani sağlıklı kalmak için bedeninizdeki inflamasyonu kontrol altına almalısınız.

Peki inflamasyonun kökenini nerede aramak gerek? Tam olarak sorumlu ne?

Cevabı bulmak için yine metabolizma ve beslenme süreçlerine bakmak lazım. Öncelik tabii ki kan şekeri ve insülin düzeyleriyle ilgili. Yüksek seyreden kan şekeri ve insülin düzeyleri dokular üzerindeki enerji metabolizmasını bozarak inflamasyon yaratır. Bunun en büyük sorumlusu ise mitokondrial stres. Yani hücrelerin enerji üretim merkezi olan mitokondrilerin kötü çalışması ve işlevini tam olarak yerine getirememesi durumudur. Tıpkı kalitesiz yakıt koyulan aracın performansının azalması ve egzozundan çıkan dumanın koyu ve isli olması gibi enerji sistemlerinin bozulması da hücrelerin daha çok atık biriktirmesine, kötü çalışmasına sebep olur.

Artık tip 2 diyabetiklerin bu kadar sık kalp hastalığı yaşamalarının sebebinin kan kolesterol düzeyleri değil, yüksek kan şekerine bağlı gelişen inflamasyon olduğunu biliyorsunuz.

Değineceğim ikinci nokta ise besinlerin alerjik özellikleriyle ilgili. Aslında bu konu son zamanlarda çok moda ama adı duyulan tek bir alerjen var, glüten! Ama hayır, glütenle birlikte baklagillerde bulunan lektin, süt içerisindeki laktoz ve ağır metaller hayatımızı kuşatmış durumda. Bu öğelerin esas özelliği bağırsaklardaki bağışıklık yanıtını uyararak bölgesel hasara sebep olması. Oluşan bağırsak hasarı, besinlerin süzülmesini sağlayan yapıyı bozuyor ve geçmemesi gereken maddelerin kanınıza girmesine neden oluyor. Sonuç olarak yabancı maddeler vücudunuza dağılmaya başlıyor ve kademe kademe inflamasyon yayılıyor. Bu duruma "aşırı geçirgen bağırsak" diyoruz.

Ayrıca hazır besinler içerisinde bulunan tat katıcı MSG gibi maddelerin inflamasyonu artırdığını ve bedeninize zarar verdiğini biliyoruz.

Sonuç olarak düşük karbonhidratlı beslenerek insülin yanıtını azaltmalı, tahıl, bakliyat, süt kaynaklı besinleri hayatınızdan çıkarmalı ve daha doğal besinler tüketmelisiniz. Bu uyarılar size bir şey çağrıştırıyor mu?

Tabii ki! Ketofasting.

Ketofasting beslenme tarzında ketozise girebilmek için çok düşük karbonhidrat alarak insülin ve kan şekeri düzeyini azaltırsınız. Karbonhidratı azaltırken fark etmeden bakliyatları, tahılları, süt ürünlerini ve katkı maddesi eklenen besinleri hayatınızdan çıkartırsınız. Yeme saatleriniz kısıtlı olduğu için kendi yemeğinizi kendiniz hazırlarsınız, hazır yemeklere tenezzül etmez ve doğallığın tadını çıkartırsınız.

Kulağa güzel geliyor değil mi?

Kanser

Kanser, çağımızın en önemli birkaç hastalığından biri. Bu kadar dikkat çekmesinin sebebi, tedavi seçeneklerinin sınırlı olması ve pek çok durumda bu tedavilerin etkisiz kalması. Günümüzde toksine, radyasyona ve dış etkene öylesine çok maruz kalıyoruz ki yeterince "yaşayan" bir insanın kanser olmaması neredeyse imkânsız.

Durumun ciddiyeti doğal olarak çözüm arayışlarını da hızlandırdı. Ne yazık ki elimizde kanseri aktif olarak tedavi edebilecek kadar güçlü bir silah yok. Burada bize düşen seçenek, en güvenilir ve uygulanabilir şey, kanseri önlemek olacak.

Bu noktada sizinle kansere daha yakından bakmak istiyorum. Tabii ki her şeyden önce kanserin inanılmaz karmaşık bir sebep-sonuç ilişkisine dayandığını ve sürecin tamamını incelemenin imkânsız olduğunu belirtmeliyim. Ama mekanizmaları kabaca inceleyerek hastalığın beslenmeyle olan ilginç ilişkisini yakalayacağımıza eminim.

Daha yeni oluşmuş bir sağlıklı hücre hayal edin. Bu hücrenin ne zaman ve kaç kere bölüneceği, hangi durumlarda hayatına son verileceği o hücrenin genetik kodunda belirtilmiştir. Yani hücreleriniz doğuştan bir kadere sahiptir. Aslında sınırlayıcı ve kötü gibi gözükse de tek başına çalışma yetisine sahip hücrelerin tüm vücutla oryante hareket etmesinin tek yolu kaderini izlemesinden geçer. Dolayısıyla çatlak sesleri engelleyen bu kader, şansa bırakılmayacak kadar hassastır ki bedeniniz de bunu korumaya almıştır. Yani hücrelerin kaderi hücreyi, hücre ise kaderi korumakla sorumludur.

Sorun işte burada başlar. Çünkü sürekli bahsettiğim toksinler, radyasyon, hücre içi stres gibi etkenler genetik materyale zarar verirse ve tamiri mümkün olmayan bir hasar oluştururursa görevini yerine getiremeyen ve zararlı olabilecek bir yapı ortaya çıkar. Burada bozulmanın düzeyi önem kazanır. Eğer bozulan genetik materyalin kontrol ettiği şey, hücre içerisindeki basit metabolik faaliyet ve benzeri durumları kontrol ediyorsa o hücre ölür ya da devre dışı kalır. Ama kötü senaryo meydana gelir ve hücrenin çoğalma, diğer hücreler ile haberleşme/senkronize çalışma fonksiyonunu kontrol eden yapılardan biri bozulmuş ise kanserleşme meydana gelir. Çünkü artık fonksiyonu bozuk hücre kendinin farkında değildir ve tehlikenin farkında olmadan ve diğer hücrelerle senkronize olamadan sürekli bölünmeye başlar.

Neyse ki bedeniniz bu kadar savunmasız değil, birçok farklı sistem ve yapı tarafından (başta bahsettiğim kaderinizi kontrol eden güç gibi) kontrol ediliyor, düzenleniyor. Bağışıklık sistemi de bu koruyucu mekanizmalardan biri. Kendisi muharebe alanındaki ana vurucu güç.

Çalışma tarzı ise çoğu zaman kaba kuvvetten ibaret. Yaptığı şey, bedeninize giren bakteri gibi yabanci organizmaları bulmak için görevlendirilmiş bağışıklık hücrelerini sürekli uyanık, sağlıklı ve yeterli sayıda tutmak.

Şimdi bağlantıyı kurma zamanı. Kanserleşme mekanizmalarını anlatırken kanserleşen hücrelerin diğer sağlıklı hücreler ile senkronize olma yeteneğini kaybettiğini, sınırsız çoğalma yeteneği kazandığını ve kaderini kabul etmediğini söylemiştik. İşte buna sebep olan genetik değişiklik (hasar) gerçekleştiği anda bağışıklık hücreleri için o kanserli hücrenin bakteriden farkı kalmaz. Ardından bağışıklık sistemi kanserli hücreye –aynı bakteri gibi– saldırır ve onu yok eder. Esasen her gün kanser olan bedeniniz bağışıklık sisteminiz tarafından tedavi edilir. Yani bu paragrafı okurken onlarca kere kanser oluyor ve hastalığı yeniyorsunuz.

İnanılmaz ama gerçek. Her şey harika savunmamız sayesinde değil mi?

Durun! Hemen karar vermeyin. Çünkü savunmamız mükemmel

değil. Kanserleşen hücre sayısının artması, bağışıklık sisteminin zayıflaması ve/veya kronik inflamasyon gibi diğer birçok etken bir noktada koruma mekanizmalarının etkisiz hale gelmesine ve "gerçekten" kanser olmanıza neden olabilir.

Bir diğer husus ise kanserleşen hücrelerin diğer hücrelerden farklı davranmasıyla ilgili. Görülen değişikliklerin en belirgini ise enerji üretim mekanizmalarıyla alakalı. Hemen normal hücrelere dönelim. Bahsi geçen normal hücreler enerji üretirken oksijen ve glikoz kullanır, gayet verimli şekilde enerji üretir. Eğer yoğun enerji üretimine ihtiyaç varsa hücre daha fazla oksijen kullanır. Enerji ihtiyacı artmaya devam ederse kanla iletilen oksijen bir noktada yetersiz kalır ve hücreleriniz kandaki şekeri "mayalar", yani oksijensiz olarak enerji üretir.

Gariplikler burada başlıyor. Çünkü kanser hücreleri anormal bir biçimde ortamda oksijen olsa bile enerji ihtiyacını laktik asit oluşturarak oksijensiz bir şekilde üretmeyi seçerler. Bu durumu fark eden Otto Warburg keşfettiği mekanizmaya "Warburg effect/Warburg etkisi" adını vermiştir ve bu çalışmasıyla Nobel almıştır. Şimdi aklınızdan daha çok enerjiye ihtiyacı olan kanser hücrelerinin neden daha verimli olan oksijenli solunum yerine daha zor olan oksijensiz solunumu tercih ettiği sorusu geçiyor olabilir.

Konuyla ilgili hâlâ net bir cevap yok. Ama iki şey biliyoruz. Oluşan laktik asit kanser hücrelerinin daha fazla kan ihtiyacını karşılamak için dokunun damarlanmasına yardım eder. Çünkü laktik asit normalde oksijenin yeterli olmadığı durumlarda ortaya çıkar ve doku oksijensiz kaldığını sanarak yeni damar üretim sinyali verir. Bu etki kanserli hücrenin yayılması için gerekli olan daha fazla besin öğesini ileten damarların daha iyi oluşmasını sağlar. Ne kadar zekice bir hile değil mi? Bilinen diğer mekanizma ise oksijensiz solunumun çok hızlı olmasıdır. Normalden daha hızlı çoğalan ve aşırı enerji ihtiyacına sahip kanserleşmiş hücrelerin ihtiyacını karşılamak bu şekilde daha kolay!

Tamam, şimdi tabloya en tepeden bakalım ve yorumlayalım. Kanser hücreleri çok fazla enerjiye ihtiyaç duyar ve sağlıklı hücrelerden farklı olarak bunu oksijensiz solunumla yapar. Oksijensiz solunumu kullanmak onun için yayılımı kolaylaştırıcı bir ortam oluşturur. Eğer vücuda karbonhidrat vermezseniz kanser hücreleri proteinleri kullanarak glikoz üretir ve onu kullanır.

Peki ne yapacağız?

Karbonhidrat ve protein tüketimini azaltarak vücuda tümör hücrelerinin kullanamadığı, normal hücrelerin faydalanabildiği bir enerji kaynağı bulacağız. Aklınızda bir aday var mı? Benim var, ketonlar!

Tümör hücreleri keton cisimlerini glikoza yaptığı gibi mayalayamaz. Hatta ve hatta keton cisimleri tümör hücrelerini aç bırakmakla kalmaz, bazı tümör tipleri için olumsuz bir ortam oluşturur.[30]

Kötü haberi ise sona sakladım. Mekanizmaları basit olarak incelemiş olsak da kanser çok kompleks bir hastalık ve tek başına karbonhidratı azaltarak keton üretimini sağlayan ketofasting uygulaması tedaviyi direkt olarak sağlamaz. Ayrıca hastalık sürecinde uygulanan kemoterapi ve radyoterapi beslenme alışkanlıklarını değiştirerek hızlı kilo verme ve bağışıklık sisteminin zayıflaması gibi sorunlar ortaya çıkarabilir. Bu sorunlar basit gibi görünse de birçok kanser hastasının yaşam süresini kısaltan faktörler arasında. Dolayısıyla kanserli hastalarda kilo kontrolünü sağlayarak ketofasting uygulamak zor, özellikle de tedavi sırasında.

Ama kötü haber burada bitiyor. Çünkü kitabın ilerleyen kısımlarında ketofasting beslenmenin kemoterapi ve radyoterapi gibi tedavilerin etkinliğini nasıl artırdığını, beslenmenizi nasıl kanserden koruyucu hale getireceğinizi ve tedavide nasıl kullanacağınızı anlatacağım. Şimdilik biraz sabır, hadi devam edelim!

Önemli araştırmalar ve veriler

Evet, bu noktaya kadar düşük karbonhidratlı beslenmeyle ilgili çok fazla övgü duydunuz. Ama durun, her şey bu kadar mı?

Tabii ki hayır! Konuyla ilgili çok fazla karşıt fikir mevcut ve bunları cevaplamak için benden daha tarafsız bir otoriteye ihtiyacımız var. Neyse ki o otoriteyi çok aramaya gerek yok. Kendisinin adı BİLİM!

İşte tam olarak bu sebeple çok düşük karbonhidratlı ve açlık tabanlı beslenmeleri inceleyen önemli araştırmaları sizinle birlikte inceleyeceğiz. Bu, konuya daha net bakmanızı sağlayacak.

30. https://bmccancer.biomedcentral.com/articles/10.1186/1471-2407-11-315
Kotler DP. Cachexia. Ann Intern Med. 2000;133:622–634. [PubMed]

✔ Bueno, N., De Melo, I., De Oliveira, S., & Da Rocha Ataide, T. (2013), "Very-low-carbohydrate ketogenic diet v. low-fat diet for long-term weight loss: A meta-analysis of randomised controlled trials", *British Journal of Nutrition*.

Amaç: Çok düşük karbonhidratlı beslenme (günlük 50 gramdan az karbonhidrat) ile düşük yağlı beslenmeyi (alınan kalorinin yüzde 30'undan azı yağlara ait olacak) obez bireylerde inceleyen araştırmaları derleme.

Parametreler: Kilo verme hızı, HDL, LDL, trigliserit, sistolik (büyük) ve diyastolik (küçük) tansiyon.

Katılımcı profili: 18 yaşından büyük, obez (vücut kitle indeksi 27,5'ten fazla) bireyler en az 12 ay takip ediliyor.

Sonuç: Çok düşük karbonhidratlı beslenmenin, düşük yağlı beslenmeye göre;

- Daha hızlı kilo vermeyi sağladığı,
- Trigliserit düzeyini daha fazla düşürdüğü,
- Küçük (diyastolik) tansiyonu daha fazla azalttığı,
- HDL ve LDL'yi artırdığı görülüyor.

Ayrıca çok düşük karbonhidratlı beslenme ile düşük yağlı beslenmenin insülin düzeyi, büyük tansiyon (sistolik), hsCRP düzeylerindeki değişim farkı anlamlı görülmüyor.

Yorum: Daha hızlı kilo veren çok düşük karbonhidratlı beslenme uygulayan katılımcıların aynı zamanda trigliserit düzeylerinin daha fazla azalması, küçük tansiyonun daha fazla düşmesi kalp-damar hastalıkları açısından ciddi olumlu etki yapıyor. Bu noktada problem gibi görünen kolesterol düzeylerinin artışı ise HDL ve LDL düzeylerinin birbiriyle orantılı olması hasebiyle kötü değil, tersine iyi bir değişim oluşturuyor. Kolesterolle ilgili ayrıntılı bir açıklamayı önceleri yaptığım için tekrar değinmeyeceğim.

Kısaca, çok düşük karbonhidratlı beslenmek kişilerin kalp-damar hastalığı riskini azaltır ve (varsa) tansiyon hastalığını olumlu etkiler.

✔ Moreno, B., Crujeiras, A.B., Bellido, D., vd., *Endocrine* (2016) 54: 681. https://doi.org/10.1007/s12020-016-1050-2

Amaç: Obez bireylerde düşük kalorili standart ve çok düşük karbonhidratlı beslenmeyi uzun süreli (2 yıl) incelemek.

Parametreler: Kilo verme hızı, bel çevresi, iç yağlanma (visseral), yağ kaybı.

Katılımcı profili: Vücut kitle indeksi 30'dan fazla olan 18-65 yaş arası hasta grubu.

Sonuç: Çok düşük karbonhidratlı beslenmenin, standart diyet listelerine göre uzun vadede;

- İç organ yağlanmasını üç kat daha fazla azalttığı,
- Kilo verme hızının daha fazla olduğu,
- Bel çevresindeki azalmanın daha fazla olduğu,
- Saf yağ kaybının daha fazla olduğu görülmektedir.

Yorum: Obez bireyler için hastalık riskini artıran yegâne şey iç organların çevresindeki yağlanma ve bel çevresidir. Dolayısıyla bu iki parametrenin tedavi amacıyla yapılan diyetlerde hedef olması çok önemlidir.

Yapılan araştırmada çok düşük karbonhidratlı beslenmenin, standart düşük kalorili diyetlere göre iç organ yağlanmasını daha fazla azalttığı görülmüştür. Ayrıca elde edilen verilerde bel çevresinin, kilonun ve saf yağ kütlesinin daha fazla azalması kişinin hasta olma riskini azaltmıştır. Son olarak, bu araştırma çok düşük karbonhidratlı ketojenik diyetin uzun süreli uygulanması konusunda yaşanan soru işaretlerini azaltmıştır. Çünkü iki yıl boyunca takip edilen hastalarda ciddi bir yan etki görülmemiştir.

✔ Gibson, A. A., Seimon, R. V., Lee, C. M., Ayre, J. , Franklin, J., Markovic, T. P., Caterson, I. D. ve Sainsbury, A., (2015), "Do ketogenic diets really suppress appetite?" *Obes Rev,* 16: 64-76. doi:10.1111/obr.12230

Amaç: Ketojenik diyet kategorisinde değerlendirilen çok düşük karbonhidratlı ve çok düşük kalorili diyetlerin açlık üzerine etkisini araştırmak.

Parametreler: Açlık hissi.

Katılımcı profili: Toplam 26 araştırmadan gelen, geneli 30-55 yaş aralığındaki kilolu veya obez (vücut kitle indeksi 25'ten fazla) bireyler.

Sonuç: Çok düşük kalorili ve çok düşük karbonhidratlı beslenme uygulanan bireyler daha az açlık hissediyorlar.

Yorum: Diyet sürecinde başarıyı etkileyen en önemli faktörlerden biri de açlık hissidir. Çünkü kişinin motivasyonunu bozar, rahatsız hissetmesine sebep olur ve onu beslenmeye yönlendirir. Dolayısıyla kişinin beslenme tarzını oluştururken açlık karşısındaki tepkisi tahmin edilmeye çalışılmalıdır.

Çalışmada görüldüğü üzere çok düşük kalori ve karbonhidrat içeren beslenme sırasında artan keton cisimleri kişinin (birçok sebebe bağlı olarak) tok hissetmesine yardımcı olur ve diyet başarısını artırır.

* * *

✔ Yancy W. S., Olsen M. K., Guyton J. R., Bakst R. P., Westman E. C. A., "Low-Carbohydrate, Ketogenic Diet versus a Low-Fat Diet To Treat Obesity and Hyperlipidemia: A Randomized, Controlled Trial", *Ann Intern Med.*;140:769–777. doi: 10.7326/0003-4819-140-10-200405180-00006

Amaç: Obez ve hiperlipidemi (kan yağlarında aşırı yükseklik) yaşayan hastalarda uygulanan çok düşük karbonhidratlı diyet ile düşük kolesterol-kalori-yağ diyetinin etkisi.

Parametreler: Vücut kompozisyonu, kilo değişimi, açlık kan yağları ve diyet sırasındaki yan etkiler.

Katılımcı profili: Yaşları 18 ile 65 arasında değişen, vücut kitle indeksi 30 ile 60 arasında, hiperlipidemisi olan (total kolesterol, LDL veya trigliserit yüksekliği) kişiler.

Sonuç: Çok düşük karbonhidratlı diyet, düşük yağlı diyete göre,

Çok daha fazla kilo verilmesini sağlamış (12 kg vs 6,5 kg) ayrıca yağ ağırlığının kaybı hususunda da daha üstün bulunmuş (9,4 kg vs 4,8 kg),

Total kolesterolün HDL'ye oranı iki kat daha fazla azalmış (hatırlayınız, hedefimiz bu oranı 3,5 altında tutmaktı),

Trigliseritin HDL'ye oranı iki kattan daha fazla azalmış olarak bulunmuştur.

Yorum: Hiperlipidemi doğru yorumlandığında kalp-damar hastalığı riski hakkında bize çok şey söyler. Bu noktada değerleri tek başına değil, birbiriyle oranlayarak kullanmak daha efektif olacaktır.

Araştırmada da, kalp-damar ve diyabet riskini artıran total kolesterol, trigliserit değerleri ile riskleri azaltan HDL oranlanmıştır. Sonuçta incelenen metabolik riskin düşük karbonhidratlı diyetlerde çok daha fazla azaldığı tespit edilmiştir. Bununla beraber kiloda yaşanan değişimi de sürece dahil ederseniz düşük karbonhidratlı diyetlerin kan kolesterol düzeylerinde bozukluk olan obez bireylerde oldukça etkili bir araç olduğunu göreceksiniz.

Konuyla ilgili pek çok çalışma bulunuyor. Ama sizi sıkmak istemediğim için kitap içerisinde küçük parantezler açarak bu çalışmalara değineceğim. Ama şunu gördüğünüze eminim, ketofasting geniş bilimsel dayanağı olan bir beslenme tarzıdır!

O zaman devam ediyoruz!

Beslenmenin kilidi: Rutin

Günlük hayatınızı seçimleriniz şekillendirir. Oturduğunuz yerde onlarca kuaför olmasına rağmen her zaman bir tanesini seçer, dönerken çayınızı hep aynı yerde içersiniz. Aksini yapmak garip bir şekilde sizi rahatsız eder.

Hatta durum o kadar gariptir ki daha iyi tıraş olacağınızı bilseniz bile hep gittiğiniz kuaförü değişmez, her zaman gittiğiniz esnaf lokantasını hep en iyi seçenek olarak görürsünüz.

Bu duruma rutin adı veriyoruz ve insanların rutinlerini değiştirmek istemediğini biliyoruz. Değiştirmek zorunda kalsalar bile bir süre sonra eski rutinlerine dönme eğilimi taşıdıkları ise aşikâr.

Peki bunları size niye anlatıyorum?

Siz bir rutinin vücut bulmuş halisiniz ve beslenme konusunda yapacağınız tercihlerin rutinlerinizle kesişmesi gerekiyor. Tüketmeyi sevmediğiniz bir besini sırf besleyici diye hayatınıza sokmaya çalışır ve diyetinizi o besinin üzerine kurarsanız başarısızlık kapınızı geç kalmadan çalar. Çünkü sevmediğiniz veya rutininize aykırı olan hareketleri "fedakârlık" olarak hayatınıza sokarsınız ve diyetinizin kredisini yavaşça bitirirsiniz.

İşte bu sebeple diyetler biter, verilen kilolar alınır ve tekrar tekrar doktorun kapısını çalarsınız.

Rutin her şeydir!

Dolayısıyla beslenme sisteminizi değiştirirken her adımda kendinize sormalısınız: "Bu yapacağım şey beni mutlu eder mi?" Eğer cevabınız "Hayır" ise, o değişikliği kesinlikle yapmayın. Genelde insanlar yeni bir şeye başlarken motivasyonları çok yüksektir. Normalde yapmayacakları şeyleri yapmaya meyillidirler.

Ama hayır, asla bu hataya düşmeyin. Başka yollar düşünün. Değişiklikleri hayatınıza gerçek manada katın. Bu karışımı öyle iyi yapın ki, kendinizi şu an yapacağınız değişikliği on yıl sonra uygularken hayal edebiliyor olun.

Hastalarıma "Saat kaçta yemek yemek istersin?" diye sorduğumda birçoğu "Hocam sen kaçta istersen söyle" diye cevap veriyor. Ardından "Hayır, ben senin kaçta yemek yemek istediğini merak ediyorum" diye cevap verdiğimde hastamın yüzünde oluşan şaşkınlığı görmeniz gerekiyor. Evet, şaşırıyorlar çünkü bu soruyu daha önce kimse onlara sormamış. Herkes kendi sistemini onların üzerinde uygulamaya çalışmış ve başarısız olmuş. Aslında çok basit bir ayrıntıyla hastayı ellerinden kaçırmışlar. İşte olayın özü bu, benim ne anlattığıma bakma, asıl sen ne istiyorsun onu düşün!
Çünkü istediğini ve anlattıklarımı bir potada eritebildiğin kadar başarılısın.

Özünde ketofasting: Beslenmeye tepeden bakın

Ketofasting diyeti karmaşık gibi görünen, özünde oldukça basit temellere sahip bir beslenme tarzı. Uygulama için sınırlarınızı bilmeniz, sürekli kendinizi takip etmeniz, basit hesaplamalar yapmanız ve rutin oluşturmanız gerekir. Geri kalan her şey bedeninize bırakılmıştır. Siz beslenmenize bakarken vücudunuz kendi kendini tedavi etmeye başlar.

Eğer aşırı yağlıysanız yavaş yavaş erimeye, inflamasyonunuz azalmaya ve kan şekeriniz düşmeye başlar. Bir diyet sisteminin aynı doktor gibi çalışabileceğini kim düşünebilirdi ki?

Burada doktorunuzun doğru çalışabilmesi için uygun bir ortam oluşturmalısınız. Tabii ki her hastalık farklı ve ihtiyaçlarımız da bu doğrultuda değişir. Dolayısıyla önemli bir değişkene ihtiyacımız var. Kendisi daha önce tanıştığınız beta-hidroksibütirat. Yani keton cisimlerinden kanda ağırlıklı olarak bulunan tipi.

Bu molekül hücrelerin asıl enerji kaynağı olmakla beraber ne kadar derin bir ketozise girdiğinizi anlamak için oldukça önemlidir. Kan keton düzeylerinin yüksekliği bazı hastalıklarda tedavi için gerekliyken, birçok durum için aşırı yüksek keton seviyelerine ihtiyaç yoktur.

Böylece kan keton seviyelerinin kontrol altında tutulması gerekliliği ortaya çıkıyor. Bunun için kullandığımız yegâne araç makro besinlerin yani karbonhidrat, yağ ve protein tüketim miktarı.

Peki ne kadar?

Metabolik tahterevalli: Ketozise girişin anahtarı

Metabolizmanızı bir tahterevalli olarak hayal edin. Şu an karbonhidrattan yoğun bir beslenmeyle ayaklarınızı yerden kesmiş ve dengesiz bir durumda yaşıyorsunuz. Yüksekte olmanız size heyecan ve mutluluk verse de her an kayıp yere çakılabileceğinizin farkındasınız. Bu tahterevallide ağır basmak ve kontrolü ele geçirmek için yapmamız gereken şey çok basit, yağ tüketmek ve ketozise girmek!

Konuyla ilgili çok fazla karmaşık hesap öğrenmiş olabilirsiniz ama her şey sandığınızdan çok daha basit. Sadece metabolik tahterevallinin mekaniğini öğrenmeniz gerekiyor. Önce taraflarla başlayalım.

Bir tarafta sizin ayaklarınızı yerden kesen, ketozisten çıkmanıza neden olan karbonhidrat ve proteinler var. Diğer tarafta ise ketozise girmenizi sağlayacak yağlar.

Bu tahterevallide yapmanız gereken şey, beslenmenizdeki yağların miktarını en az tükettiğiniz protein ve karbonhidrat miktarına eşit tutmak. Evet, evet yanlış duymadınız. Karmaşık kalori hesapları, makrolar yerine kullanmanız gereken tek şey bu.

Yağ (gr) / karbonhidrat (gr) + protein (grv) >1 ve çoğu zaman 2'den küçük olmalı. Ayrıntılar içinse devam ediyoruz.

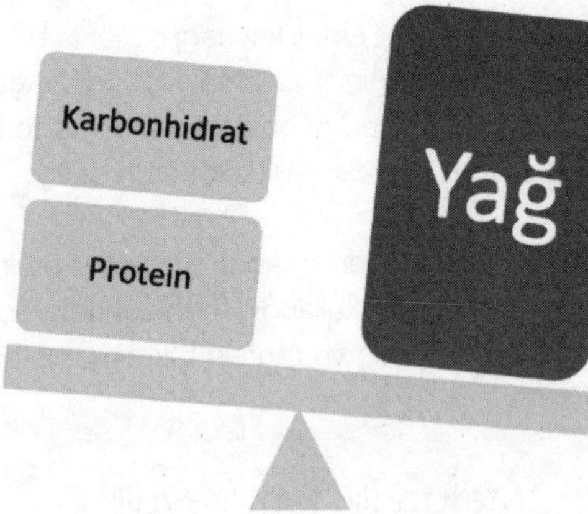

Tahterevallinin dengesini kurmak: Kime ne kadar?

Daha önce ketozis fizyolojisinden bahsetmiştim. İnsülin düzeyinin azalması ve kan şekerinin düşük olması yağ yakımı için gereken sinyali oluşturan iki önemli faktördü. İşte bu bilgiyi pratiğe dökme zamanı geldi.

Ama önce besinleri tanımanız gerekiyor. Çünkü tahterevallide ağır basmak her zaman fayda sağladığınız anlamına gelmiyor. Üstünlüğün anlam ifade edebilmesi için onu doğru yollarla kazanmış olmalısınız!

Ketofasting ve protein: Dost mu, düşman mı?

Siz bu satırları okurken vücudunuzda gerçekleşen binlerce farklı kimyasal reaksiyon, yıpranmış olanların yerine oluşturulan onlarca farklı hücre ve sentezlenen binlerce farklı enzim var. Bunların –neredeyse– hepsi yapıtaşı olarak aminoasitlere ihtiyaç duyar. Aslında bu yapıtaşı ihtiyacı ve üretilen son ürün Legolarla ev yapmaya çok benzer.

Konuyu biraz daha açmam gerekiyor. Zira aminoasit tanımına beslenme süreçlerini anlamlandırırken ihtiyacınız olacak.

Neyse biz şimdilik Legolara geri dönelim. Lego ile bir mahalle yapmanız gerektiğini –ki vücudunuz bir mahalleden daha karmaşıktır– hayal edin. Farklı binaları oluşturmak için bambaşka parçalara gereksinim duyarsınız ve bu parçaları değişik kombinasyonlarda kullanarak oluşturduğunuz yapıları çeşitlendirirsiniz. Aminoasitlerde de aynı şey geçerli. Vücudunuzda bulunan 22 farklı –bazı kaynaklarda 23– aminoasidin birleşip farklı proteinler oluşturarak farklı işlevleri yerine getirdiğini bilmeniz gerekiyor. Yani oluşan bir protein veya protein benzeri yapı muhtemelen onlarca farklı aminoasidin doğru dizilmesiyle meydana geliyor. Küçük bir değişiklik ise o proteinin farklı bir yapıya bürünmesine ve görevinin değişmesine neden oluyor. Dolayısıyla her aminoasit önemlidir ve doğru yerde kullanılmalıdır.

İşte burada dikkat edilmesi gereken bir nokta ortaya çıkıyor. Aminoasitlerin bazıları diğerlerinden daha değerli. Çünkü vücudunuz tükettiğiniz besinlerden elde ettiği öğeleri kullanarak ihtiyacı olan aminoasitleri üretebilir. Sadece birkaç aminoasidi kendi başınıza üretemezsiniz ve sadece dışarıdan almanız gerekir. Bu aminoasitlere "esansiyel aminoasit" adı veriyoruz. Bu aminoasitler aynı Lego takımından az çıkan ve sürekli kullanılan parçalara benzer. Eğer yenisini almazsanız yarı yolda kalırsınız.

Buraya kadar her şey gayet güzel ve herhangi bir sorun yok gibi görünüyor. Ama hızlı karar vermeyin. Çünkü ketojenik diyette aminoasitlerin gözden kaçan ciddi bir rolü var.

Bazı aminoasitler ihtiyaç durumunda glikoza dönüşebilir. Bu aminoasitlere "glukojenik aminoasit" diyoruz. Yani bedeniniz uzun açlıklarda veya enerji ihtiyacının arttığı durumlarda glikojenik aminoasitleri dokudan çekerek glikoza dönüştürüp enerji olarak kullanarak bir acil durum planı oluşturur.

Enerji ihtiyacının arttığı kanser hastalarında, uzun süre aç kalan bireylerde, iyi beslenmemiş çocuklarda kas yapısının zayıflaması ve "erime-kaşeksi" durumunun oluşmasına sebep olan mekanizma da budur. Bedeniniz kasları yakıt olarak kullanır!

Ketofasting beslenmeyi okurken mantığınızın size sürekli karbonhidrat alımının çok azaltıldığı ve aç kalmanın esas olduğu bir sistemde kas kaybı olacağını fısıldadığını biliyorum.
Ama korkmayın, ileride bunun neden imkânsız olduğunu ayrıntılarıyla açıklayacağım.

Ketofasting beslenmede bahsettiğim mekanizmayı tekrar değerlendirmek gerekir. Çünkü yağları kullanarak ürettiğimiz keton cisimlerinin enerji için kullanılmasını istiyoruz. Bunun için bir yandan glikoz alımını azaltmalı, diğer yandan ise bedenin glikoza dönüştürecek yapıtaşlarını kısıtlamalıyız. Eğer –size küçük gibi görünen ama büyük bir hata olan– protein tüketimine ağırlık vererek ketozise girmeye çalışırsanız bedeniniz bir kısa yol bulur. Aminoasitleri glikoza çevirerek enerji ihtiyacını ketozise girmeden karşılar. Metabolik tahterevallide proteinlerin karbonhidratlarla birlikte değerlendirilmesinin sebebi de budur.

Aminoasitlerle ilgili glikoz oluşturma mekanizması için iki farklı istisna var. İlki lösin, ikincisi ise lizin aminoasidi. Bu aminoasitler ketozis için ezber bozar ve glikoza dönüştürülemez. Eğer egzersiz yapıyor veya kas kütlenize değer veriyorsanız aminoasit desteği alırken ketojenik diyete zarar vermemek için sadece lösin aminoasidi yeterli olacaktır. Ayrıca lösin aminoasidinin anabolik süreci tetiklediğini, kas yıkımını engellediğini düşündüğümüzde kendisi dört dörtlük bir keto-builder desteği olur.

Aminoasitlerin karmaşık dünyasını bir kenara bırakıp biraz da besinlere değinmek isterim. Zira "protein kaynağı" denildiğinde akıllara bazen mercimek, bazen soya geliyor. Ama hayır, protein kaynağı tanımı bizim için çok farklı. Çünkü aradığımız şey, yüksek oranda protein içeren ve iyi aminoasit profiline sahip bir şeyler.

İyi aminoasit profili mi? Pardon o nedir?

Daha önce açıkladığım üzere bazı aminoasitleri bedeniniz üretemez ve kendilerini dışarıdan almak zorundasınızdır. Buna biz esansiyel aminoasitler diyoruz. İşte bu aminoasitlerin tamamını bir arada içeren besinler ise bizim için "tam protein kaynağı" olarak isimlendiriliyor. Bir diğer ayrıntı da burada gizli. Sadece hayvansal kaynaklar –et, süt ürünleri ve yumurta gibi– "tam protein kaynağıdır." Bu nedenle protein ihtiyacını karşılarken eğer vegan veya vejetaryen değilseniz, kısa yoldan ihtiyacınız olan tüm aminoasitleri alacağınız kaynakları tercih etmeniz, daha az proteinle bedeninize daha çok ve iyi aminoasit sağlamanıza yardımcı olur.

Ayrıca hayvansal protein kaynakları sağlıklı yağ açısından da oldukça zengindir. Kaliteli bir yağı ihtiyacınız olan proteinlerin yanında almak harika değil mi? Çünkü bu şekilde aminoasitlerin kana hızlı karışmasını engelleyerek insülin salınımını önlüyor, hem de onlarca gram yağ ihtiyacınızı bir kısmını karşılayarak beslenmenizi rahatlatıyorsunuz. Bir taşla iki kuş! Hatta hayvansal proteinlerin iki kuştan fazlasını vurduğunu kabul edebiliriz. Çünkü bazı hayvansal proteinler özel yağ asitleri almanızı sağlar. Bunlar balıkta bulunan EPA ve DHA ya da süt ürünlerinde bulunan CLA olabilir. Her ne olursa olsun, özel yağ asitleri ileride okuyacağınız üzere birçok noktada ihtiyacınızı karşılarlar.

Karbonhidratlar: Düşman dediğin böyle olur!

Ünlü bir Kızılderili atasözü "Tanrım, düşmanımı güçlü kıl ki onu yendiğimde vicdan azabı duymayayım" der. Bu sözü hastalarıma sık sık tekrarlarım ve Tanrı'nın sizin için çok güçlü bir düşman yarattığını hatırlatırım. Zira insan büyük zaferler için yaratılmıştır.

Bu düşman güçlü olduğu kadar da sinsi. Çünkü kendisi birçok kişinin hayatına aynı sizde olduğu gibi fark ettirmeden girdi ve her şey yolundaymış hissi verdi.

Sonuçta çocukluğunuzda uzatılan şekerler, sofrada doymanızı sağlayan pilavlar ve birçok gelenek sizin birer karbonhidrat bağımlısı olmanıza yol açtı. Bir kere karbonhidrat tüketmeniz daha fazla karbonhidrat ihtiyacı hissetmenize neden oldu. Aynı kana karışan eroin gibi. Çünkü ilk dozdan sonra tıpkı eroin gibi şeker de bağımlılık oluşturur. Hiçbir zaman ikinci bir motivasyona ihtiyaç duymazsınız. Ayrıca beyninizi ne kadar ödüllendirdiğinizin bir önemi yoktur. Her zaman daha fazlasını ister ve sizi kısırdöngüye sokmaya çalışır. Bu noktada bir şeker bağımlısı için kısırdöngüyü kırmanın tek yolu, karbonhidratı azaltmaktır. Süslü yollara ve sözlere gerek yok, yapmanız gerekeni bilmeden doğru yola giremezsiniz. Kendinizi kandırmak size zaman kazandırmayacak. Tıpkı sigara gibi, azaltarak değil, karar vererek bırakabilirsiniz!

Süreci biraz daha iyi anlamanızı istiyorum. Çünkü anlamadan inanmaz, inanmadan başaramazsınız.

Her şey günün ilk karbonhidratıyla karşılaştığınızda başlar ki bu genelde kahvaltıda olur. Annenizin bol şekerli "organik" reçeli, ardından sağlıklı olduğuna inandığınız "tam tahıllı" ekmekler ve dahası. Ardından kan şekeriniz hızla yükseldiği için kendinizi gerçekten enerjik ve mutlu hissederek güne başlarsınız. Kısa süre sonra yükselen kan şekerinizle birlikte artan insülin hormonu düzeyi hücre içine aniden çok fazla glikoz sokmaya başlar. Bu durum kan şekerinizin hızlı bir şekilde düşmesine neden olur ki öğle yemeğine saldırmak böyle hisseden biri için gayet doğaldır. Tabii ilk öğünden sadece birkaç saat sonra yeni bir öğün sizi rahatsız etmez. Çünkü geçen gün televizyonda gördüğünüz bir "uzman" günde beş öğün beslenmenin sağlıklı olduğundan bahsediyordu. Sonra çalışmaya dönersiniz. Bir süre sonra aklınıza "E bir ara öğünü hak etmedik mi?" sorusu gelir. Cevabınız kesinlikle evet olmalı. Ne de olsa evden getirdiğiniz çok sağlıklı, içi meyve dolu, organik ve vegan "protein bar" var. Bu durum yine kan şekerinizin yükselmesine ve takiben düşmesine neden olur.

İşte size basit bir kısırdöngü. Birçok kişinin hayatı bu şekilde geçiyor. Pek tabii bu döngüde günlük 200 gram karbonhidrat tüketimi hiç uzak değil!

Yapılacak tek şey var: Doğru karbonhidratı seçmek ve doğru zamanda tüketmek.

Doğru karbonhidrat: Düşmanı yakından tanı

Şimdi size iki sihirli kelime söyleyeceğim. Gözünüzü dört açın. Geliyor!

"Sağlıklı karbonhidrat!"

Okunuşu huzur ve güven veriyor değil mi? Ne kadar rahatlatıcı bir terim. İşte bu terim yüzünden onlarca yıldır insanlar kan şekerlerini kontrol edemiyorlar ve yanlış besleniyorlar. Her gün sırf "sağlıklı" yakıştırması yapıldı diye akıllara gelen tam tahıllı besinleri ve ekmekleri sorgulamadan tüketmeye devam eden insanlarla tanışıyorum. Ama durun! Bu bir reklam filmi değil ve doğruları bilmeniz gerekiyor! Bir besinin ciddi miktarda lif içeriyor olması, sağlıklı olduğu ve onun tüketilebileceği anlamına gelmiyor. Peki neden?

Tek bir sebep var. Glisemik indeks yalanı!

Yıllar boyu yurdum sağlık profesyonellerine –özellikle de diyetisyenlere– glisemik indeksi anlattılar. Glisemik indeks bir besinin kan şekerini ne kadar hızlı yükselttiğini anlamak için kullanılan bir sınıflandırma sistemi. Saf glikoza 100 puan vererek diğer besinleri karşılaştırma esasına dayanıyor. Böylece besinin glisemik indeksi 100'e yaklaştıkça saf glikoza daha çok benzediği değerlendiriliyor. Sonuç olarak bir besinin kan şekerini ne kadar hızlı yükselttiğini görebiliyor ve "sağlıklı" ya da "sağlıksız" olarak sınıflandırabiliyor.

Bunu söylediğim için üzgünüm ama glisemik indeks resmin sadece küçük bir kısmı. Çünkü besinin kan şekerini ne kadar hızlı yükseltebileceğini göstermek o besinin içerdiği karbonhidrat miktarını göz ardı etmek demek. Yani glisemik indeks açısından baktığınızda iyi sayılabilecek bir değere sahip olan tam tahıllı ekmek gibi birçok besin ciddi miktarda karbonhidrat içerir.

Peki karbonhidratların tek sorunu kan şekerini hızlı yükseltmesi mi? Ne yazık ki hayır! Çünkü karbonhidratlar yavaş sindirilse bile yeteri kadar tüketildiğinde sürekli bir insülin uyarısı oluştururlar. Kan şekerini aşırı yükseltmeseler bile düzenli glikoz akışı sağlarlar.

Nasıl olsa kan şekerini yavaş yükseltiyor diyerek tükettiğiniz o besinlerin karbonhidrat deposu olduğu düşünüldüğünde nasıl bir hatanın içinde olduğunuzu anladığınıza eminim. Yıllar boyu "glisemik indeks diyeti" yapan birçok kişinin başarısız olma sebebini daha fazla düşünmeye de gerek yok.

Tabii ketojenik diyette de aynı sebeple glisemik indeksi tek başına kullanamayız. Zira kan şekerinin düzeniyle birlikte günlük alınması gereken karbonhidrat miktarı da sınırlı.

Merak etmeyin, çaresiz değiliz. Glisemik indeksin yetersizliğini gördükten sonra farklı bir hesaplama yöntemi geliştirildi: Glisemik yük!

Glisemik yük, glisemik indeksin aksine besinin kan şekerini yükseltme hızıyla beraber ne kadar karbonhidrat içerdiğini de göz önünde bulunduruyor. Dolayısıyla yoğun karbonhidrat içeren besinleri gözden kaçırmıyoruz.

Hesaplama ise çok basit.

Glisemik yük = (glisemik indeks x besinin bir porsiyonunda bulunan karbonhidrat) / 100

Besin	Glisemik indeks	Porsiyon	Glisemik yük
Kuru hurma	42	60 gram	18
Kepekli makarna	42	180 gram	17
Esmer pirinç	50	150	16

Yukarıda "sağlıklı" olduğu düşünülen ama adeta saatli bomba olan birkaç besinin glisemik yüklerine bakmak istedim.[31] Glisemik indeks için 55'ten aşağı değerler düşük, yani sağlıklı olarak değerlendiriliyor. Ama hayır, glisemik yük ile birlikte değerlendirildiğinde (glisemik yük için optimal sınır 8'in altıdır) gerçekler ortaya çıkıyor!

Sonuç olarak, bir besini diyetinize eklemeden önce glisemik indeksine ve yüküne birlikte bakmalısınız. Şimdiden söyleyeyim, glisemik indeksi nispeten düşük tam tahıllı ekmekler, makarnalar YASAK! İşte acı gerçekler.

Ama benim ekmeğim farklı!

Ekmek tüketimini kesmesini önerdiğim hastalar önce savunmaya geçiyorlar. Biliyorum, birçok kişinin kendi içerisinde inandığı bir şeyler var ama sizi bu hatadan kurtarmam gerekiyor.

İlk sorun tohum tipi. Atalık tohum, siyez, karabuğday ve nicesi... Bunlar eski zamanların mucizevi besinleri. Evet, pek çok "sağlıklı insan" bahsi geçen ürünleri kullanarak yaşadı. Hatta büyük bir kısmı hastalık görmeden öldüler. Ama artık her yönüyle eskileri örnek alamayız. Biliyorum, kitabın başında da eskilerin örnek alınabileceğinden bahsetmiştim. Burada kendimle çelişiyor gibi görünsem de aslında bahsetmek istediğim şey aynı. Bazı noktalarda eski insanlar ile aynı şeyleri yapmamız gerekirken, bazı noktalarda tamamen farklı bir yaşam kurmamız gerektiği bir gerçek. Çünkü onlar televizyon karşısında onlarca saat geçirmediler. Toksinlerle karşılaşıp bağırsak geçirgenliğini bozmadılar. Her gün iki ekmek yemediler.

Onlar bu besinleri doğru, kararında ve saf bir şekilde ara sıra tükettiler. Tabii ki çevrenin güzelliği de onları korudu.

31. https://extension.oregonstate.edu/sites/default/files/documents/1/glycemicindex.pdf

Ama o güzel insanlar şu an hayatta olsalardı muhtemelen hasta hatta çok hasta olurlardı.

Dolayısıyla artık unutmamanız gereken bir şey var. Doğal un, iyi tahıl veya sağlıklı karbonhidrat yok. Sadece karbonhidrat var ve o karbonhidratı sağlıklı şekilde alıyor olmak için miktarını da göz önünde bulundurmamız gerekiyor. Tabii ki beyaz un ile tam tahıllı unu ya da atalık tohum ile GDO içeren tohumları aynı tutmuyorum.

Ama sırf atalık tohum veya siyez buğdayı diye bir karbonhidrata güvenip sırtınızı dayayamazsınız. Artık konu sadece tip değil miktar. Dolayısıyla sizi manipüle edecek "sağlıklı karbonhidrat" etiketine inanmayın.

Tek sağlıklı karbonhidrat liftir. Onun da özel bir sebebi var.

En iyi karbonhidrat: Lif!

Karbonhidrat miktarı ve tipi önemli dedik, düşük karbonhidrattan bahsettik ama lif konusuna hiç değinmedik. Bu bilinçli bir hareketti, çünkü lif başlı başına geniş bir konu ve bu konuya özel olarak eğilmek gerekiyor.

Lif sindiremediğiniz ve bu özelliği sayesinde size ciddi fayda sağlayan, karbonhidrat grubuna dahil bir besin. Suda çözünebilen ve çözünemeyen olarak iki farklı tipi mevcut. Her iki tipin de özellikleri ve etkileri kendine has.

Peki diyetinizdeki lif olmazsa olmazlardan mı? Evet!

Lif tüketimi birkaç farklı mekanizmayla size fayda sağlar. İlk etki liflerin sindirilmediği için bağırsaklarınızda oluşturduğu dolgunluk. Bu dolgunluk bağırsaklarınızın daha iyi kasılmasını ve dışkıyı ilerletmesini sağlar.

Yetersiz lif tüketmenin yol açabileceği sorunlar şunlardır:

- Bağırsaklarınızdaki karışım daha yavaş ilerler. Bu durum bağırsaklarınızın karışımdan daha çok sıvı emmesine ve katı kıvamlı bir dışkı oluşturmanıza neden olur. Sonuç ise kabızlık!
- Emilmemesi gereken birçok besin rahatça emilir. Sebze tüketiminin az olduğu toplumlarda neden kolesterol yüksekliği bu kadar sık anladınız değil mi? Konu yağ tüketimi değil zira.

- Bağırsaklarda bulunan bakteri ve mantarların besinleri mayalayarak oluşturduğu toksik bileşenler emilemeyerek bağırsaklarla daha fazla temas eder ve hücrelere hasar verir. Son yıllarda kolon kanserinin bu kadar sık görülmesinin sebebini artık daha iyi anlıyorsunuz değil mi?
- Bağırsakta bulunan faydalı bakteriler yeterince iyi beslenemez. Bu durum mikrobiyatayı, yani bağırsakta bulunan bakteri çeşitliliği ve sayısını olumsuz etkileyerek total sağlığınızı bozar.

Sonuç olarak, sağlıklı yaşamaya çalışıyorsanız doğru bir beslenme düzeninde lif tüketiminin gerekli olduğunu kabul etmeli ve günlük 28 ile 35 gram arası lif tüketmelisiniz.

Şu anda aklınızda tek bir soru var. Bu kadar az karbonhidrat alırken nasıl lif tüketimine dikkat edeceğim?

Sorunun cevabını ilgilendiren çok önemli bir nokta var. Lifler sindirilemez karbonhidratlardır. Yani enerji olarak kullanılamazlar ve ketojenik diyetteki kalori dengesine, karbonhidrat sayımına hiçbir etkisi yoktur. Bu nedenle hesap yaparken net karbonhidrat sayısını elde etmek için besinin içerdiği toplam karbonhidrat miktarından lif miktarını çıkarmalısınız. Aksi halde yeterli lif tüketimi yapamadan karbonhidrat sınırınızı doldurursunuz.

Bazı makro hesaplayıcıları besinlerin total karbonhidrat miktarını yazarken bazıları direkt net karbonhidrat miktarını yazar. Dolayısıyla karbonhidrat sayımı yaparken kullandığınız besin veri tabanının özelliklerini bilmeniz gerekmektedir.

Bir diğer konuda lif ihtiyacını yanlış besinlerden karşılamaya çalışmakla ilgili. Yani durum tamamen beslenme kültürümüzle alakalı. Çünkü toplumuzun genelinde lif ihtiyacını karşılayan ana besin grubu maalesef baklagiller ve buğday ürünleri.

Ama ketofasting beslenme sürecinde karbonhidrat içeriği fazla olan bu besinleri tercih etmeyeceğiz. Ana lif kaynağımız karbonhidrattan fakir yeşil yapraklı sebzeler. Bu yeşil yapraklıların yanına kombine etmek için diğer sebzeleri de kullanabiliriz.

Merak etmeyin, kitabın ilerleyen kısımlarında tüketeceğiniz sebzeleri nasıl seçeceğinizden bahsedeceğim.

Meyve tüketimini yüceltme sanatı

Bazı besinlere gereğinden fazla anlam yüklüyor ve yüceltiyoruz. Meyve de yüceltilmeye çalışılan ama birçok sorunda pay sahibi bir besin. Buna sebep olan ise kısmen bakış açısı.

Çünkü artık insanlar o kadar fazla "doğal" ve "katkısız" telaşına kapıldılar ki, doğal olmasına rağmen çok da matah olmayan yiyecek içeceğe beslenmelerinde daha çok yer vermeye başladılar.

Peki meyve tam olarak neden "harika besin" değil?

İlk sorun içerdiği karbonhidrat miktarı. Birçok meyve (az şekerli istisnalar hariç) yoğun şekilde şeker içerir. Bu miktar o kadar fazladır ki,

- 100 gram karpuzda 7,5 gram saf karbonhidrat,
- 100 gram şeftalide 10 gram saf karbonhidrat,
- 100 gram muzda 22 gram saf karbonhidrat,
- 100 gram elmada 13 gram saf karbonhidrat vardır.

Yukarıda gördüğünüz rakamları anlamlandıramıyorsanız şöyle açıklayayım: Yukarıdaki listede bulunan meyvelerden en düşük karbonhidrat içeriğine sahip iki tanesini seçip 100'er gram tüketseniz bile ketofasting beslenmede günlük almanız gereken karbonhidrat sınırını yarılamış oluyorsunuz. Sahneye böyle bakınca "masum meyve" kavramının ne kadar imkânsız olduğunu artık çok daha iyi anladığınızı biliyorum.

İkinci sorun ise meyvenin içerdiği karbonhidratın tipi. Kendisi direkt olarak "meyve şekeri" olarak biliniyor. Adı ise früktoz. Şeker olmasına bakmayın, çünkü kendisinin glikozdan çok farklı bir metabolizması var. Genelde karaciğerde işlenen früktoz, ancak bu işlem sonrasında enerji olarak kullanılır. Eğer enerjiye ihtiyaç yoksa tek bir çıkış kalıyor, yağ olarak depo etmek!

Açlık ve ihtiyaç artışı gibi uç durumlarda früktoz glikoza çevrilebilir. Bu durum çok görülmediği için göz ardı edilebilir.

Glikoz ise früktozdan farklı bir depo sürecine sahiptir. Çünkü glikozun metabolizmasında yağ ve enerji çıkışından farklı olarak glikojen yani depo karbonhidrat dönüşümü de gerçekleşir. Bu bilgi ketofasting beslenenler için önemlidir. Düşük karbonhidrat alımı sonrasında boşalan karbonhidrat deposu, artan şeker tüketimi sonrası hızla dolar. Yani aslında ketofasting beslenme yaparken aralıklarla basit şeker alımı yapılsa bile bu yağ değil karbonhidrat olarak depolanır. Früktozda ise böyle bir şans yoktur. Sonuç olarak früktoz metabolik açıdan daha tehlikeli bir besin öğesidir. Eğer enerjiye dönüştürülemezse hızla yağa dönüşebilir. Uzun vadede yağlanma tahmin edebileceğiniz birçok sorun oluşturabilir.

Früktoz şunlara neden olabilir:[32]

- Yağlanma riskini artırabilir.
- İnsülin direncini kötüleştirebilir.
- Depresif bulgular oluşturabilir.

Aslında daha birçok risk faktörü var ama sizi üzmek istemiyorum. Hem durun, aklınıza kötü şeyler gelmesin. Çünkü söylediklerimin birçok kalıplaşmış öğretiye ters düştüğünü biliyorum. Hemen o kalıplaşmış öğretilerin argümanlarına göz atalım ve karmaşaya son verelim.

- **Meyve lif içerdiği için yavaş sindirilir!** Evet, meyve hızlı bir kan şekeri piki oluşturmaz. Çünkü birçok meyvede hatırı sayılır ağırlıkta lif vardır. Ama yukarıda anlattım, tek önemsediğimiz şey kan şekerinin yükseliş hızı yani glisemik indeks değildir. Zira glisemik yük, yani karbonhidrat miktarı da oldukça önemlidir, özellikle de diyabetikler için.

Tekrar düşünün, meyve tüketip şekeri yükselmeyen tek bir diyabet hastası tanıyor musunuz? Neden meyve bu bireylerde şekeri hızla yükseltiyor? Peki sizde de aynı mekanizmayı tetiklemiyor mu?

Cevabı biliyorsunuz, kendinize doğru söyleyin!

- **Meyve vitamin ve mineral açısından zengindir!** Evet, bu da

32. https://www.ncbi.nlm.nih.gov/pubmed/11099057
https://www.ncbi.nlm.nih.gov/pubmed/18395289

doğru. Meyveler genel olarak antioksidan, vitamin ve mineral açısından zengindir. Ama durun ve tek başına düşünün. Vitamin ve mineral için bu kadar fazla früktoz almak zorunda mıyız?

Kesinlikle hayır. Çünkü sebzeler ve diğer birçok besin öğesi de aynı şekilde vitamin ve mineral içerir, aynı zamanda karbonhidrattan fakirdir. Hâlâ şüpheniz varsa kendinize şu soruyu sorun:

Meyveden alacağım hangi vitamin/mineral veya antioksidanı diğer besinlerle karşılayamam?

Cevap yok. Çünkü her meyvenin bir alternatifi var. C vitamini almak istiyorsanız portakal yerine biber tercih etmek çok zor olmamalı...

- **Meyvenin yaratılış amacı nedir?** Bilimsel hiçbir konuya bu bakış açısı ile bakmamak gerektiğini söylememe gerek yok sanırım. Ama madem bir argümanımız var, karşılamak gerekiyor.

Hiçbir şey yaratıldığı haliyle kalmadı. Buna meyve de dahil. Yani verimliliği artırmak, etli (yenilebilir) kısmını geliştirmek, tohumunu yok etmek, tüysüz hale getirmek gibi birçok modifikasyon/ıslah meyve üzerinde yapıldı.

GDO'ya kızan insanlar nedense eski muz yerine şimdikini, çekirdekli karpuz yerine çekirdeksizini tüketiyor ve bunların nereden geldiğini düşünmüyor.

İşte yaratılış amacı! Meyve eskiden daha iyiydi. Ama artık değil.

Gerçek "iyi" karbonhidratla tanışmaya hazırız!

Karbonhidratlarla ilgili uzun bir yolculuğa çıktık ve sona gelmek üzereyiz. Artık gerçek "iyi" karbonhidratları bulmanın tam sırası! Önce her şeyi hatırlayıp iyi karbonhidrat için kriterlerimizi sıralayalım.

Ketofasting beslenmeye göre iyi bir karbonhidrat kaynağı şu özellikleri taşır:

- Hızlı sindirilmez.
- Az karbonhidrat içerir.
- Lif bakımından zengindir.
- Früktoz değil, glikoz bazlıdır.
- Genetiği değiştirilmemiş organizma kaynaklıdır.

Peki bu kriterlere uygun bir şeyler aklınıza geliyor mu? Sizi yormadan ben söyleyeyim; SEBZELER!

Birçok sebze (özellikle yeşil yapraklı olanlar) çok az karbonhidrat içerir, nişasta kaynaklı olduğu için hem yavaş sindirilir hem de glikoz ortaya çıkarır. Genetiği değiştirilmemiştir ve lif açısından zengindir.

Kitabın ilerleyen kısmında sebzelerin isimlerini ve uygunluk durumlarını sizinle paylaşacağım için şimdilik konuyu burada bırakıyorum ve en önemli besin öğemize geçiyorum.

Gerçek kahraman: Yağlar!

Ketofasting beslenmenin ana enerji kaynağı yağlardır. Biliyorsunuz, protein ve karbonhidratı kısıtlayarak bedeni bu yola biz soktuk. Devamında da ihtiyacı karşılamak ve bedene kaliteli enerji kaynağı sağlamak yine bizim görevimiz.

Dolayısıyla iyi yağ seçimi çok ama çok önemli.

Önce yağları tanımanızı istiyorum. Yağları genel olarak –kimyasal yapılarına göre– dört gruba ayırıyorum. Burada "-um" takısı önemli, çünkü yağları farklı şekilde incelediğimi ve her yerde aynı açıklamayı/sınıflamayı göremeyeceğinizi belirtmek isterim.

1. Doymuş yağ

2. Doymamış yağ

  a. Çoklu doymamış

  b. Tekli doymamış

3. Trans yağ

Yukarıda gördüğünüz gruplar diyette alabileceğiniz öğeleri ifade ediyor. Aralarındaki fark ise kimyasal düzenindeki bağların çift veya tek olması. Çünkü eğer yağ üzerinde çift bağ varsa, o noktaya farklı bir atom bağlanabilir ve bu onun tam doymadığı anlamına gelir. Ayrıntılara ileride değineceğim.

Gelin grupları tek tek inceleyelim.

Doymuş yağ asitleri: Korkmayın, o düşman değil!

Doymuş yağ asitleri kimyasal düzeninde yeni atom eklenecek hiç bağ kalmamış olması sebebiyle bu ismi alıyor. Oda sıcaklığında genelde katı olan ve doymuş yağların günlük hayatınıza nüfus etmiş örnekleri şunlardır:

1. Tereyağı (peynir, yoğurt ve benzeri süt ürünlerindeki yağ)
2. Hayvan etinde bulunan yağ
3. Hindistancevizi yağı

Peki bu yağlara neden cephe alındı? Suçluyu çok iyi biliyorsunuz. Eskimiş, yozlaşmış ve hiçbir şey ifade etmeyen kolesterol kılavuzları. Çünkü doymuş yağ asitlerinin total kolesterol ve HDL dahil tüm değerleri artışa geçirdiği bir gerçek. Ama artık bunun bir sorun olmadığını biliyorsunuz. Eğer aklınızda hâlâ soru işareti kalmışsa aşağıdaki veriler size yardımcı olacaktır:

1. 59.000 insanın incelendiği çalışmaları derleyen meta analizde doymuş yağ tüketimini azaltmanın kalp krizi, felç gibi ölüme sebebiyet veren kardiyovasküler hastalık riskini düşürmediğini göstermiştir.[33]
2. 350.000'e yakın hastanın incelendiği ve derlemeye katılmaya uygun görülmüş en kısa çalışmanın beş yıl sürdüğü (en uzunu 23 yıl) meta analizde doymuş yağ tüketiminin kalp-damar hastalığını artırmadığı gösterilmiştir.[34]

"Tamam ama, zararlı olmadığına emin olduğum bu yağ tipini neden diyetime alayım?" sorusu kafanızı kurcalıyor olabilir. Bunun için birkaç önemli sebebim var.

Özellikle tereyağı ve hindistancevizi yağının içerdiği orta zincirli yağ asitleri hızlı bir şekilde sindirilip karaciğere normalden farklı ve kestirme bir yolla ulaşır. Bu ketofasting beslenmede çok önemlidir. Çünkü hızlı keton oluşturmak demek daha uzun açlıklarda zorlanmamak, daha enerjik olmak ve diyete devam etmeyi sağlamak demektir.

33. https://doi.org/10.1002/14651858.CD011737

34. https://academic.oup.com/ajcn/article/91/3/535/4597110

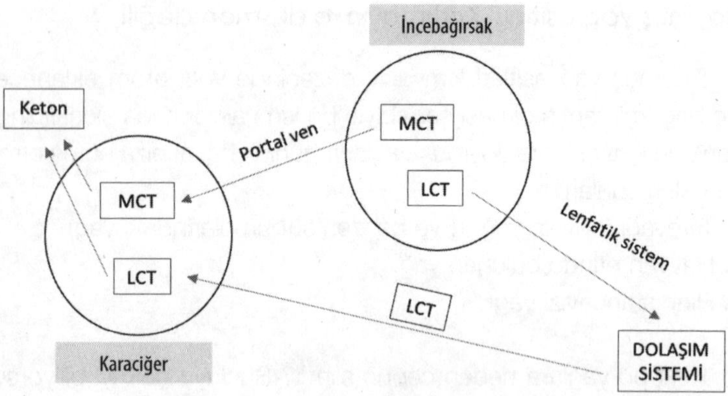

Yukarıdaki grafik tereyağı ve hindistancevizi yağındaki MCT (orta zincirli yağ asidi) ile diğer yağlarda bulunan LCT (uzun zincirli yağ asidi) metabolizmasını çok daha iyi anlamanızı sağlayacak.

Ama millet olarak abartıyı sevdiğimiz için küçük bir uyarı yapmak istiyorum. Bir şeyin düşmanımız olmaması onun dostumuz olduğu anlamına gelmiyor. Yani doymuş yağları abartırsanız uzun vadede zarar görebilirsiniz. Dolayısıyla günlük yağ tüketiminizin küçük bir kısmını doymuş yağlardan karşılayarak orta zincirli yağ asidi ihtiyacınızı karşılamalı, geri kalan yağ ihtiyacını ise birazdan açıklayacağım doymamış yağlardan karşılamanızı tavsiye ediyorum.

Trans yağ: Kâbusun ta kendisi

Problemin asıl kaynağı yağların üvey evladı trans yağdır. Endüstri Devrimi'yle oluşturulmuş ve aslında doğada (birkaç örnek dışında) bulunmayan bu yağ, doymamış yağların (çoğu zaman bitkisel yağlar) sıcaklık altında doyurulmasıyla meydana gelir.

Birkaç adet doğal trans yağ mevcut. Bunlardan en tanıdık olanı rutinde yağ yakıcı olarak kullanılan CLA. Ama kimyasal yapısı gereği bu doğal trans yağlardan korkmanıza gerek yok, çünkü çift bağın bulunduğu yer gereği inflamasyon ve benzeri problemler doğal trans yağ tüketiminde ortaya çıkmıyor.

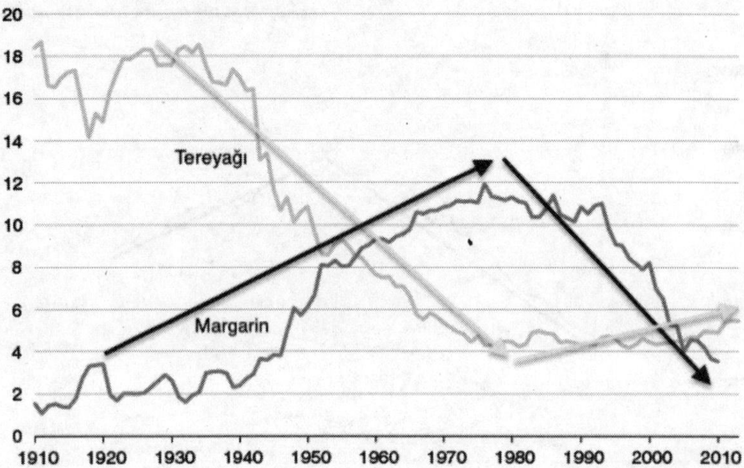

Yapılan işlem sonrası doymuş hale gelen bu yapı lezzetli, raf ömrü uzun, elde edilmesi kolay ve ucuzdur. Kim milyonlarca insan için tereyağı veya içyağı üretebilir ki? Daha iyisi var, endüstriyel trans yağ!

Ama trans yağların endüstriye sağladığı kâr insanlığa yansımıyor. En basit bilimsel gerçekte bile fikir ayrılığına düşen otoriteler dahi bu konuda aynı sonuca ulaşıyorlar. Trans yağ kanser, kalp hastalığı, tip 2 diyabet ve kronik inflamasyon gibi birçok problemle direkt bağlantılıdır.

Yukarıdaki grafik ABD üzerindeki tereyağı ve margarin tüketimini gösteriyor. İkisi de katı formunda yağ olmasına rağmen artık margarinin trans yağ olduğunu biliyorsunuz. İlk görselde 1920 yılından 1980'lere kadar margarin tüketimi artarken, tereyağı tüketimi azalmış. 1980'den sonra ise bilinçlenmeyle margarin tüketimi azalırken tereyağı tüketimi artmış.

Küçük değişimler gibi görülse de bu değişimlerin sağlık tablosundaki etkisi büyük. Şimdi de durumu daha iyi anlamak için zaman içerisinde ABD üzerindeki kalp-damar hastalığı sıklığı için aşağıdaki görsele bakalım.

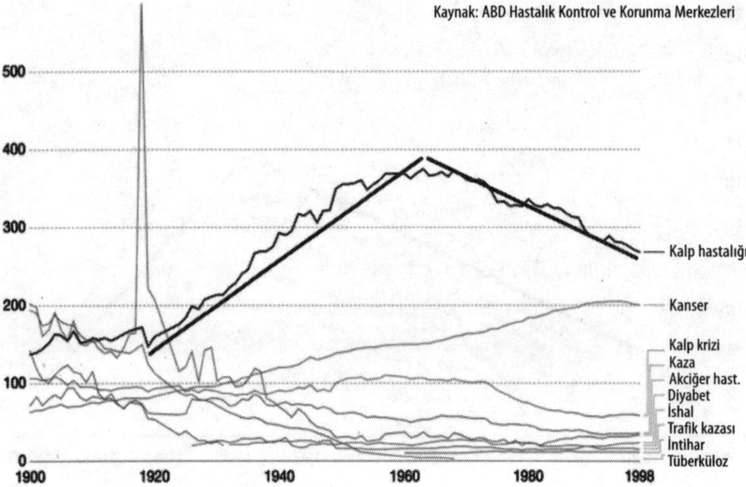

Görüyorsunuz 1920'lerden, 1980'lere kadar artan kalp-damar hastalığı sebebiyle ölüm oranı, ardından mucizevi bir şekilde 1980'lerden sonra azalmaya başlıyor.

Tesadüf mü? Kesinlikle hayır!

İşte büyük resim, margarin gibi trans yağ çeşitleri sizi öldürür. Ama margarinden korkmanız, tereyağını tüketmeyeceğiniz anlamına gelmiyor. Çünkü dış görünüşü benzer olsa da aslında ikisi oldukça farklı yapılara ve etkilere sahipler.

Üzerinde şu ifadeler olan hiçbir ürünü almayın:

- Hidrojenize yağ
- Riviera yağ
- Trans yağ
- Kısmi hidrojenise nebati yağ

Listedeki riviera sizi şaşırtmış olabilir. Çünkü sağlıklı diye mutfaklardan eksik edilmeyen zeytinyağı tiplerinden biri olan riviera kara listemizde.

Çünkü riviera yağ üretiminde kalitesi düşük zeytinler (yere dökülmüş ve asitliği artmış) kullanılır. Ayrıca bu zeytinler rafine edilirken az da olsa trans yağ ortaya çıkar. Ardından bu karışıma bir miktar sızma zeytinyağı eklenerek satışa sunulur.

Dolayısıyla riviera tip yağı "zeytin" kaynaklı olduğu için tercih etmeyin. Doğru yağ hem iyi hammadde hem de iyi işleme sürecine ihtiyaç duyar. Sızma zeytinyağlarını mutfağınızdan eksik etmeyin!

Doymamış yağlar: İyiler hep kazanır

Genellemeler bilimsel arenada her zaman sorun oluşturur. Çok az yerde bunun istisnası mevcut. Ne yazık ki doymamış yağlar bu istisnalardan biri değil ve kimyasal yapılarında bulunan doymamış bağ sayılarına göre ikiye ayrılan doymamış yağların tamamını sağlıklı olarak nitelendiremiyoruz.

Sonuç olarak, tüketeceğiniz yağ çeşidi doymamış olsa da dikkatli olmanız ve seçici davranmanız gerekiyor.

Monounsature yani tekli doymamış yağ asitlerinden zengin kaynaklar şunlardır:

- Avokado
- Zeytinyağı (saf ve işlenmemiş)
- Macadamia ve diğer kuruyemişler

Evet, bu yağlar oldukça güzel özelliklere sahipler. Ama tamamen masum değiller. Çünkü kimyasal yapısı sebebiyle bu yağlar hızlı bozulur. Dolayısıyla tekli doymamış yağ asitlerinin ne kadar işlendiği çok önemlidir. Eğer bu güzel besin öğelerini aşırı sıcaklık, güneş ışığı gibi stres faktörleriyle birleştirirseniz size kararsız ve zehirli bir içerik sunar.

Yani karşımızdaki tekli doymamış yağ asitleri nazlı bir güzeldir, iyi bakarsanız mutlu eder; hırpalarsanız zarar verir.

Poliansatüre, yani çoklu doymamış yağ asitleri ise bizim için oldukça özel bir yere sahip olan diğer bir doymamış yağ grubu. Çünkü bu yağ tipi bedeniniz içerisinde üretilemez ve mutlaka dışarıdan alınmalıdır. Hücrelerimizdeki yağ oranını düşününce aslında bu besin grubunun yaşam için ne kadar gerekli olduğunu ifade etmeme gerek yok sanırım. Hücre duvarları, birçok salgı ve önemli yapıtaşı için sürekli çoklu doymamış yağ asitlerine ihtiyaç duyarız. Bu gruptan tanıdığınız en önemli elemanlar ise omega-3 ve omega-6 yağ asitleridir.

Hah, işte sürekli duyduğunuz, uğruna övgüler sıralanan omega-3 ve omega-6 yağ asitleri bu grupta bulunuyor. Peki hepsini iyi olarak değerlendiriyor muyuz? Kesinlikle hayır! Çünkü omega-6 yağ asitlerinin fazla tüketilmesi demek, vücudunuzda aynı trans yağlar gibi inflamasyon oluşmasına, kalp-damar hastalığı riski artışına ve diğer birçok "popüler" hastalığa zemin hazırlar. Hatta tohum yağlarını çoklu doymamış yağ asidi içerdiği için öneren birçok sözde otoriteye rağmen bunun oldukça tehlikeli olduğunu belirten çalışmalar yayınlanmaya başladı.[35]

Omega-3 ve omega-6'yı dengeli tüketmek için omega 3:6 oranını kullanıyoruz. Birçok güncel "sağlıksız" diyet, omega 3:6 oranında sınıfta kalır ve 1:30 civarlarında gezer. Ama bizim için sağlıklı olan değer 1:1'dir.
Tabii ki bu kadar mükemmel olmak imkânsız. Ama 1:1 oranına yaklaşmaya çalışmak esas! Hedefimiz ise en az 1:10 oranını yakalamak.

En sağlıklı poliansatüre yağ (çoklu doymamış yağ asidi) profiline (oranına) sahip besin grubu ise deniz mahsulleridir. Bu sebeple "balık yağı" tabiri ortaya çıkmıştır. Omega-3 açısından zengin olan balıkların yağını kullanarak aslında en az omega-6 alımı ile en fazla omega-3 tüketimini hedefliyoruz. Yeri gelmişken tekrarlamakta fayda var, tüm tohum yağları (kanola, ayçiçeği, mısır gibi) ise omega-6 bakımından zengin olduğu için kesinlikle tercih edilmemelidir.

Merak etmeyin, bölümün sonunda kullanmanız gereken sağlıklı yağları bir tabloda toplayacağım.

Dumanlanma noktası: Bazıları sıcağı sever!

Türk mutfağına bayılsam da ne yazık ki belli hususlarda sınıfta kalıyor. Evet bu konuda uzman değilim ama yağı salça kavurma, soğanı karamelize etme gibi amaçlarla kullanıyoruz.

Peki bu ne gibi bir sorun oluşturur?

En başa dönelim, doymuş ve doymamış yağ asitlerini hatırlaya-

35. 10.1136/openhrt-2013-000032

lım. Doymuş yağlarda yeni bir atomun bağlanacak yeri olmadığı için bu yağ oldukça kararlı ve uzun ömürlüdür. Ama doymamış yağlar (özellikle de rafine edilmemişse) yapılarındaki çift bağlar sebebiyle oldukça kararsız ve bozulmaya yatkındır.

İşte bu kimyasal kararsızlık seviyesi yağların sıcaklığa karşı dayanıklılığını etkiler. Sıcaklık arttıkça kararsız yağlar hızla bozularak toksik yapılar ortaya çıkarır.

Bunu sizin de yaşadığınızı biliyorum. Hani yağı kızdırırken aniden yağ daha berrak görünür ve üzerinden duman çıkmaya başlar ya, işte o an tavanızdaki yağ dumanlanma noktasına ulaşmış veya ulaşmak üzere demektir. O andan sonra yağınızın sıcaklığa maruz kaldığı her saniye içerisindeki yapı değişir ve daha zararlı hale gelir.

Bu durumda şunu söyleyebiliriz; yağların dumanlanma noktasına ulaşmasını istemiyoruz. Dolayısıyla dumanlanma noktası yüksek yağları, yemeği pişirirken; dumanlanma noktası düşük yağları ise yemeklerde soğuk olarak kullanmak gerektiğini unutmayalım. Pişirmek için en iyi yağlar (aynı zamanda sağlıklı olanlar) sade yağ (ghee) ve avokado yağıdır. Diğer yağların hepsi (tereyağı dahil) soğuk veya hafif ısıtılarak tüketilmelidir. Yağlarla ilgili bildiğimiz her şeyi aşağıda tek bir tabloda toplamak ve uygunluğunu değerlendirmek istiyorum. İşte ketofasting beslenme için uygun yağlar ve kullanım alanları!

Yağ tipi	Omega 3:6 oranı	Dumanlanma noktası	Doymuş yağ oranı	Doymamış yağ oranı	Kullanım alanı
Tereyağı	1:1	175°	% 65	% 35	Soğuk olarak yemeklere ekle ve hafif sıcaklıkta tüket.
Ekstra virgin zeytinyağı	1:11	190°	% 14	% 86	Soğuk olarak yemeklere ekle veya iç.
Avokado yağı	1:12	270°	% 11	% 89	Yüksek sıcaklıkta kullan veya yemeklere ekle.
Hindistancevizi yağı	1:2	230°	% 87	% 13	Hızlı enerji almak için içeceklere ekle.
Ghee (sade yağ)	1:1	250°	% 65	% 35	Yüksek sıcaklıkta kullan (kızartma ve fırında).
İçyağı (organik ve gezen hayvan)	1:2	200°	% 47	% 53	Yemeklere lezzet katmak için kullan.

Listede göremediğiniz fındık yağı, tohum yağları, susam yağı gibi yağları mutfakta rutin kullanım için önermiyorum. Sadece supplement (besin desteği) olarak değerlendirilebilecek bazı yağları küçük miktarlarda ve saf şekilde almanız yeterli olacaktır.

Ketofasting beslenmede öğün sayısı: Tüm bildiklerinizi unutun

Yeni şeyler öğrenmek ve onları doğru şekilde değerlendirmek için eski bilgilerinizden uzaklaşmanız ve tüm fikirlere eşit uzaklıkta olmanız gerekiyor. Aksi halde tarafsız düşünemez ve yolunuzu bulamazsınız.

Bunu öğün sayısıyla ilgili yıllardır ezberden tekrarlanan ve tarafsız düşünmenizi zorlaştıracak birçok yanlış bilgiye sahip olduğunuz için söylüyorum.

Dolayısıyla lütfen durup düşünün, mantığınızı kullandığınız anda söylediklerimin ne kadar doğru olduğunu göreceksiniz. Çünkü vereceğim örneklerin en az bir veya birkaçını yaşadığınıza eminim.

Açlık hissi: İyi mi, kötü mü?

İnsan hayatta birçok motivasyona aynı anda sahip olabilen ve bunlar üzerinden hareketlerini şekillendirebilen bir varlık. Ama sahip olduklarınız içerisinde çok az motivasyon gerçek ve kalıcıdır. Diğerleri gibi sonradan edinilmez, bilinçaltınızda doğduğunuz anda belirir ve ölene kadar sizinle kalır.

Bunlar üreme ve hayatını devam ettirme motivasyonudur.

Üremeyle ilgili olarak –neredeyse herkesin hissettiği– iyi bir eş arama, evlenme ve çocuk sahibi olma isteğini biliyorsunuz. Bu motivasyon toplum tarafından daha hoş karşılanan ve sık konuşulan bir şey. Dolayısıyla insanlar üreme motivasyonu üzerine düşünmeye ve yeterince farkındalık oluşturmaya zaman/güç bulabiliyor.

Diğer önemli motivasyon ise hayatta kalma. Temel ihtiyaçlara baktığınızda hayatta kalmak için çalışılması gereken çok az şey var. Eviniz olmasa bile sokakta kalabilir veya bir yer bulabilirsiniz. Nefes almak için yapmanız gereken bir şey yoktur, fark etmeden oksijen tüketirsiniz. Herhangi birinden su istediğinizde kolayca alabileceğiniz fikri sizi rahatlatır. Ama beslenme farklı. Beyninizin bir yerinde sürekli beslenmeniz gerektiğini size hatırlatan ve aç kaldığınızda stresin oluşmasına sebep olan bir yapı var. Düşünün, aç kaldığında aşırı sinirli, huzursuz olmanızın sebebi ne?

Bu tamamen doğal ve normal bir tepki. Çünkü vücudunuz sandığınızın aksine ne kadar paranız olduğuyla, ne kadar iyi beslenebildiğinizle veya diğer ayrıntılarla ilgilenmez. Onun için her zaman siyah ve beyaz vardır. Mideniz boş ve kan şekeriniz "normalden" düşükse aç hissedersiniz. Bu his sizi mutsuz etmeye yeter.

Hemen bilinçaltınıza kızmaya başlamayın. Muhtemelen şu an hayatta olmanızı, annelerinizin, hatta anneanneleriniz ve onların annesinin yaşamasının da sebebi buydu. Çünkü eskiden insanların hayatta kalması için besin üretmesi veya bulması gerekiyordu.

Şimdi ise işler değişti. Artık besin bulmak eskiden çok daha kolay olmasına rağmen genetik kodlar ve bilinçaltı programımız değişmedi. Geçmişte insan ırkının hayatta kalmasını sağlayan motivasyon şu an sırtımızda koca bir yük ve sizin aşırı beslenmenize sebep oluyor.

Yani eskiden beslenme için yaşanan stres, tarlaların ekilmesine ve hayvanların beslenmesine yardım ederken şimdi sadece köşedeki dönerciye gitmenizi sağlıyor.

Peki niye bunu anlatıyorum?

Sebep şu: Açlık hissi tıpkı üzüntü, mutluluk veya heyecan gibi doğal bir his. Bu hissi normal karşıladığınız anda her şeyin kolaylaştığını ve açlığı daha iyi karşıladığınızı göreceksiniz.

Açlık sizin özünüz ve hayatta kalmak için motivasyonunuzu hatırlatıyor. Ayrıca sürekli tetikte (uyanık) kalmanızı sağlıyor.

Neden açlık gibi doğal bir his olan "heyecanlanma" tepkisini stresle karşılamazken açlığı stres oluşturacak bir faktör olarak görüyorsunuz?

Peki kim hayatını uyuşturulmuş bir şekilde geçirmek ister ki? Ya da kim basit biyolojik varlıklar gibi aşırı beslenmeye bağlı hastalıklarla boğuşmak ister?

Çocukken fanusta beslediğiniz japonbalığını hatırlayın. O da tıpkı bir insan gibi sınırsız beslenme motivasyonuna sahip. Bizi japonbalığından ayıran fark ise, onların çok yediğini anlamayacak kadar dürtüsel bir varlık olması. İşte bu nedenle onu ne kadar beslediğinizi kontrol etmezseniz aşırı beslenir ve ölür.

Şimdi asıl soru geliyor. Japonbalığı kadar dürtüsel misiniz? Yoksa açlığınızı sevip onu doğru şekilde kullanan akıllı bir varlık mısınız? Cevabı siz verin!

Az az, sık sık ye yalanı: Size bunu kim öğretti?

120 kiloluk bir gençken babam durumuma üzülüp zaman zaman öğütlerde bulunurdu. Verdiği öğütlerden bir tanesi de az ve sık beslenmem gerektiğiydi.

Bu öğüdü bir süre dinlemeye çalıştım. Sınava hazırlanırken sık sık ara verip yemek için kantine uğradım. Bazen kraker, bazen çorba ara öğünüm oldu. Ama kısa süre sonra çok büyük bir sorunla karşılaştım.

Beslenmediğim zamanlarda kendimi kötü hissediyor ve aşırı açlıkla beraber gelen el, ayak titremeleriyle boğuşuyordum. Bu sebeple daha sık öğün yapmaya ve daha fazla beslenmeye başladım. Sonuç olarak bu öğüdü dinlediğim üç ayda tam 10 kilo aldım ve 130 kiloyla hayatımın rekoruna imza atarak daha da mutsuz bir genç haline geldim.

Sonradan sınav hazırlıkları hızlandı –çok şükür– ve sık besin bulamayacağım bir ortama gittim. Birkaç kere açlık hissetmeme rağmen zor da olsa daha az öğünlü bir beslenmeye tekrardan dönmüştüm. O zaman dikkatimi çekmese de şimdilerde sık beslenerek ne kadar kötü bir şey yaptığımı fark ediyorum. Resmen hatalı bir öneriyle insülin hassasiyetimi bozmuş ve kendimi hipoglisemik hale getirmiştim.

Şu sıralarda ise karşıma oturan birçok hastaya öğün sayısını azaltmasıyla ilgili nutuk atarken onların savunmaya çekilip "Yemediğim zamanlarda elim ayağım titriyor, bayılırım vallahi" dediklerini duyuyorum ve gülümsüyorum. Çünkü onların ne yaşadığını ve bu hale nasıl geldiklerini biliyorum.

Siz de merak ediyorsunuz. Hatta belki de "Yemezsem bayılırım" tarikatının gizli bir üyesisiniz. Şimdi bana kızmaya başlamadan sık

mesine sebep olur. Bunu engellemek için ise konvansiyonel tıp düz mantık kullanır ve düşen kan şekerini toparlamak için sık sık beslenmeyi öğütler.

Ama durun, bir hata daha var. Sık sık beslendikçe vücudunuza sürekli insülin salınımı uyarısı verirsiniz ve bu sizi hipoglisemiye daha açık hale getirir. Yani kısaca sizi bir kısırdöngüye sokar. Hipoglisemiye girdikçe tedavi için daha sık beslenir, daha sık beslendikçe daha kısa sürede hipoglisemiye girersiniz. Çünkü vücudunuz giderek daha fazla insülin salgılamaya başlar.

Hatırlarsanız size anlattığım hayat hikâyemde aynı şeyi ben de yaşamıştım. Sizin de yaşadığınızı biliyorum. Eğer böyle sorunlarınız yok ve kitabı okurken "E bende hipoglisemi yok, yani sık beslenebilirim" diye düşünüyorsanız bunu hemen aklınızdan çıkarın. Konunun sadece kan şekeri olmadığını çok iyi biliyorsunuz. Çünkü fazladan salınan her insülin molekülü bedeninizi inflamasyona yani hastalığa sürükler.

Sık sık ve az az ye: imkânsız bir görev

İnsan garip bir varlık. Daha fazla lüks için daha fazla çalışmak zorunda. Daha fazla çalıştığı için ise daha mutsuz oluyor ve tatmin olmak için daha lüks yaşamak istiyor. Kısaca yine bir kısırdöngüyle karşınızdayım.

Peki beslenmenin bu kısırdöngüyle ne alakası var?

Durum şu, çok çalışıyoruz ve vaktimiz kısıtlı. Kendinizi kandırmayın. Eğer çok varlıklı veya şanslı değilseniz gün içinde sürekli beslenmek için ayıracak vaktiniz yok. Bu durum günde altı öğün beslenmeyi neredeyse imkânsız kılıyor.

Rutin oluşturmanın sağlıklı beslenme sürecinde çok önemli olduğundan bahsetmiştim. Eğer inat eder ve fedakârlık yaparak bir süre altı öğün beslenmeye çalışırsanız –ki bu büyük bir hata olur– siz daha fayda göremeden kendinize verdiğiniz kredi biter ya da gündelik hayat sebebiyle öğünleriniz sekteye uğrar. Ardından ışık hızıyla eski, kötü beslenme alışkanlıklarına dönersiniz.

Dolayısıyla gerçekçi olmalı ve yirmi yıl sonra bile yapabileceğiniz bir şeyi hayatınıza koymaya çalışmalısınız. Bu noktada umarım yirmi yıl sonra kendinizi, çantada ara öğün olarak yulaflı bisküvi taşıyan bir kişi olarak görmüyorsunuzdur. Çünkü böyle bir şey olmayacak.

Öğün sayısını azalttım, kötü hissediyorum!

Sık sık beslenmenin ne kadar kötü olduğunun artık farkındasınız. Eğer önerimi dinleyip öğün sayısını azaltırsanız, aç kalmaya başladığınız ilk günler çok zor geçecek. Ben buna "insülin die-off" yani "insülin çekilme" etkisi diyorum.

Aslında ilk günlerde zorlanmanıza sebep olan ve yaşadığınız şey muhtemelen ağır bir hipoglisemi değil. Ama vücudunuz sürekli yüksek kan şekeri seviyelerine alıştığı ve besin girişini beklediği için ufak kan şekeri düşüşleri bile sizi halsiz bırakıyor, mutsuz ediyor.

Hiç unutmuyorum. Klinikte sık sohbet ettiğim bir hemşire arkadaşımıza ketofasting beslenme önerdim ve programını hazırladım. Birkaç gün sonra sabah yanıma geldi ve "Can Hocam biraz halsiz gibiyim, kan şekerime bakabilir misiniz?" dedi.

İçimden "Acaba?" dedim. Ardından kan şekerine baktığımda o inanılmaz rakamı gördüm. 42 mg/dl. Bu çok ciddi bir hipoglisemiydi ve kendisi acıkmadığı için yapması gereken iki öğünü de atlamıştı. Bu rakam o kadar ciddi ki, acilde çalıştığım zamanlarda bile bu tip bir kan şekerini çok nadir görürdüm.

Ama işin garip tarafı şu: 42 mg/dl gibi bir kan şekeri ile evden işe gelip sadece "Biraz halsiz" hissetmişti. Hipoglisemi yaşadığını söyleyen insülin dirençli hastalar için şikâyetlerinin olduğu kan şekeri düzeyi ise 70 mg/dl civarlarındadır.

Aradaki farka bakın. Bir kişi 42 mg/dl ile biraz halsiz hissederken, insülin direnci olan hasta 70 mg/dl ile bayılma eşiğine geliyor. Yani çoğu zaman hipoglisemiyle ilgili sorun sayının düşüklüğü değil sizin o sayıya alışmamanızdır.

Söylemek istediğim şu, öğün sayısını azaltmaya başladıktan sonra bir süre kötü hissetmeniz doğal. Çünkü vücudunuz olması gereken şekilde tekrardan yapılanıyor ve bu durum süresince iyi hissetmeniz gerekmiyor. Unutmayın, kolay zafer yoktur!

Başlarda yaşadığınız bu ataklar için önerim yanınızda kabak çekirdeği taşımanız. Çok zorda kalırsanız kendisi sizin imdadınıza yetişecek ve yağlı/düşük karbonhidratlı bir enerji sağlayacaktır.

Kahvaltı: Büyü bozuldu!

Kahvaltı! Besin çeşitliliğinin en fazla olduğu, karbonhidrat canavarı, özel günlerin ortak eğlence aracı ve daha nicesi. Biliyorum, kendisine çok anlam yüklediniz ve hayatınızın bu noktasına kadar kahvaltı için hep iyi şeyler düşündünüz ama[39] üzgünüm, size günün en önemli öğününün kahvaltı olduğundan bahsetmeyeceğim. Çünkü sanılanın aksine kahvaltı birçok açıdan beslenme düzenine ve sağlığa zarar veren bir alışkanlık.

Sebebi uzaklarda aramaya gerek yok. Bir kahvaltı düşünün ve hayalinizdeki sofranın elemanlarını sıralayın. İddiaya girerim, en az üç farklı şeker deposu ve aşırı karbonhidrat içeren besin düşündünüz. Reçel, bal, ekmek, çikolata, fıstık ezmesi, süt ve daha nicesi... Bu alışkanlıklarla sağlıklı kahvaltı yapmak mümkün mü? Kesinlikle hayır!

Ayrıca güne kahvaltıyla başlamanın tokluk yarattığı ve gün içinde daha az beslenmenize yardım ettiğini söyleyen bir güruh mevcut. Ne yazık ki bu bilgi de yanlış. Çünkü açlığınız büyük ölçüde kan şekerinize bağlıdır ve kan şekeriniz sabah saatlerinde –çoğu zaman– normal sınırdadır ve bu şekilde devam eder. Zaten kahvaltı yapmayan insanların günün sonuna kadar aç kalabilmesi bu savı kanıtlar. Aksi durum söz konusu yani kişi kahvaltı yapmışsa, kahvaltıdan hemen sonra ise insülin salınımı uyarılır. Bu durum artan kan şekerinin hızla düşmesine ve kişinin öğle saatlerine doğru acıkmasına sebep olur.

Ayrıca kahvaltı insülin açısından benzersiz bir özelliğe sahiptir ve eğer kahvaltı yaparsanız bedeniniz kana diğer öğünlerden çok daha fazla insülin salar.[40] Sonuçta diğer öğünlerin sonrasında çok daha yavaş düşen kan şekeri, kahvaltı sonrası tabiri caizse çakılır. Sonuç olarak çok hızlı bir şekilde acıkırsınız.

39. https://www.ncbi.nlm.nih.gov/pubmed/371355
https://www.ncbi.nlm.nih.gov/pubmed/19943985
10.3389/fpubh.2014.00059

40. https://doi.org/10.1016/j.cupe.2005.12.011

Durun ve düşünün, sabah 08.00'de yapılmış kahvaltıdan sonra 12.00'de acıkan bünye, saat 12.00'de yedikten sonra 19.00'da acıkıyor. Mantık ise basit, insülin!

Tabii konu sadece acıkma veya kötü kahvaltılar değil, konu tabular ve sizi kısıtlayan bilgiler. Doğruları görürseniz çok daha iyi yorum yapacağınıza eminim. İşte tabular ve gerçekler:

Kahvaltı yapmazsan hasta olursun! İşte çok tipik bir "anne" cümlesi. Sabahın karanlığında hasta olma tehdidi ile yaptığınız kahvaltıları düşünün. Üzerine bir de maalesef bu bilginin yanlış olduğunu öğrenmenin üzüntüsünü ekleyin. Hah, şu an durumumuz tam olarak bu.

Yapılan araştırmalar kahvaltıyı atlayan insanların metabolik ve diğer sebepleri bağlı hasta olma riskinin daha az olduğunu gösteriyor.

Kümülatif hastalık sıklığı ve kahvaltı ilişkisi

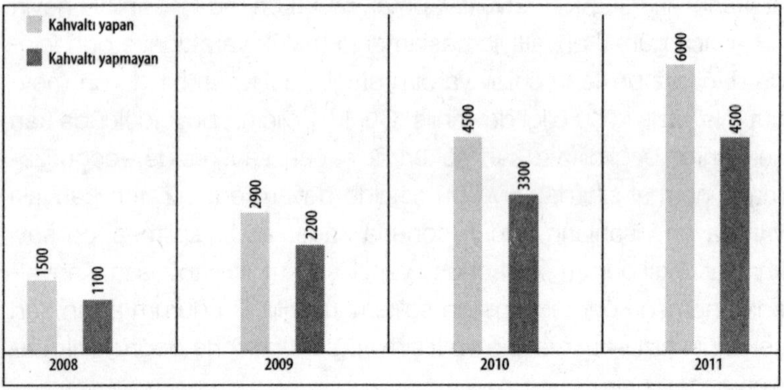

Yukarıda da konuyla ilgili yapılmış harika bir araştırma göreceksiniz.[41] Tek bakışta anladığınıza eminim. Kahvaltıyı atlayan insanlar hastalık sebebiyle hastaneye başvurma miktarı açısından çok daha gerideler. Yani dolaylı olarak yapacağımız çıkarım ile kahvaltıyı atlayanların daha az hasta olduğudur.

41. Okamoto E., Hiratsuka Y., Otsubo K., Kumakawa T., "Evaluation of the health check up and guidance program through linkage with health insurance claims", ***Journal of the National Institute of Public Health,*** **(2013) 62(1):13-30.**

Kahvaltı yapmazsan metabolizman yavaşlar! Kilo veremeyeceğim korkusuyla yıllarca sizi dize getirdiler. Konuyla ilgili en önemli silah ise metabolizma hızıydı. Bereket ki, metabolizmanız öyle kahvaltıya pabuç bırakacak kadar hassas değil. Yapılan araştırmalar da aynı şeyi defalarca kanıtladı. Kahvaltı yapmamak metabolizma hızını azaltmaz.

Öğün sayısını azaltmak veya kahvaltıyı atlamak günün belli bir kısmı için incelendiğinde metabolizma hızını azaltmış olarak görülebilir. Bunun sebebi besinlerin sindirilme, metabolize edilme süreçlerinde kullanılan enerjinin oluşturduğu TEF (thermic effect of food – besinlerin termik efekti) etkisidir.
Ama günün sonunda 24 saatlik pencere incelendiğinde öğün sayısını azaltmanın (kahvaltıyı atlamak dahil) metabolizma hızını azaltıcı bir etkisi bulunmamıştır.[42]

Kahvaltı yapmazsan kafan çalışmaz evladım! Yine bir anne sözüyle karşınızdayım. Okul öncesi başarınız için yedirilen pekmezlerin acısı şimdi çıkacak. Çünkü açlık ile dikkat ve mental kapasite arasında oldukça değerli bir bağlantı var.

Neden mi? Açlık bedenin beslenme uyarısı oluşturmasını sağlar. Bu durum bilinçaltında canlının daha uyanık, zinde ve hareketli olmasını sağlar. Çünkü canlı eğer beslenmek istiyorsa hareket etmeli, avını yakalamalı veya besinini toplamalıdır. Ardından canlı beslenir ve kabaca "uyku" haline geçer. Tüm ihtiyaçları karşılanmış ve rahatlamıştır. Her gün belgeselde izlediğiniz aç ve tok aslanları hatırlayın, ne kadar haklı olduğumu bir kere daha anlayacaksınız.

İşte bu sebeple kişinin daha uyanık, zeki ve atik olması için doğru bir süre aç kalması bir "zorunluluktur." Yapılan araştırmalar da beni destekliyor.[43]

Kahvaltının aslında "büyülü" bir etkisinin olmadığını artık öğrendiniz. Kahvaltıyı atlama hususunu hastalarım denemeye başladık-

42. https://www.ncbi.nlm.nih.gov/pubmed/3592618

43. https://www.ncbi.nlm.nih.gov/pubmed/18779282

tan sonra çok şaşırıyor ve mutlu oluyorlar. Tamam ama neden bilim bu konuda bizi yanılttı?

Yanıltmadı, manipüle etti ve bunun tek bir sorumlusu var: Kahvaltılık besin sektörü!

Ülkemizde o kadar yaygın olmasa da birçok Avrupa ülkesi ve ABD'de mısır gevreği en güzel kahvaltı olarak nitelendiriliyor. Hatta kültürlerine yerleşmiş durumda. İşte bu sebeple milyar dolar seviyesindeki bu sektörü beslemek, kahvaltıyı özendirmek besin sanayii için bir zorunluluk.

Besin sanayiinin desteklendiğini gösteren kanıtlar:

- Ünlü bir mısır gevreği firmasının finanse ettiği araştırmada sonuç mısır gevreği tüketenler daha zayıf bulunmuş.[44]
- Ünlü bir içecek ve besin firmasının finanse ettiği araştırmada kahvaltıyı atlayan kişilerin kolesterol düzeylerinde yükseliş saptanmış.[45]

Bu yönlü araştırmaların sonuçları ise yıllarca size haberlerde servis edildi ve kahvaltılık ürünler özendirildi. Çünkü insanların kahvaltı için çok daha az vakti var ve o insanları kahvaltıya zorunlu kılmak kendi gevreklerini satmak demekti. Şeytani planı görüyorsunuz değil mi?

Daha önce de tekrarladığım gibi doğru kullanılmayan bilim diğer tüm araçlar gibi size kötülükten başka bir şey getirmez.

Peki hâlâ kahvaltı yapmaya niyetli misiniz? Tüm hevesinizi kaçırmış olmayı umuyorum. Ama sabah insanı olduğunuzu düşünüyor ve kahvaltısız yaşamayı hayal edemiyorsanız üzülmeyin. Doğru besinlerle dizayn edilmiş bir kahvaltı kabul edilebilir bir öğündür.

Günde iki öğün iyi, tek öğün muhteşem

Uzun süredir günde bir öğün beslenen bir kişi olarak şunu söyleyebilirim: Az beslenmek birçok açıdan sizi mutlu hissettirecek.

44. 10.1017/jns.2014.51

45. http://faculty.seattlecentral.edu/jwhorley/Breakfast_BMI.pdf

Öncelikle hayatınız kolaylaşacak. Sürekli yemek için bir şeyler bulma derdinde olmayacak, hayatınızın kontrolünü elinize alacaksınız. Kan şekeriniz sürekli düştüğü için sağlıksız olduğu halde tüketmeye göz yumduğunuz hiçbir besini tercih etmek zorunda kalmayacaksınız.

Komplo teorilerini hiç sevmem. Çünkü bizi gerçeklerden kolayca uzaklaştırabilirler ve bir noktada akla yatkın oldukları için kolayca inandırabilirler. Ama sık beslenmenin bireyleri paketli gıdaların tüketimine yönlendirdiği bir gerçek ve son zamanlarda birçok bilimsel araştırmanın finansmanını ünlü paketli gıda üreticilerinin yaptığını duymak beni rahatsız etti.
Düşünün, günde iki öğün beslenen bir kişi neden dışarıda yesin? Neden paketli, pahalı ve sağlıksız besinleri tercih etsin? Komplo teorisi olabilir ama akla çok yatkın.

Bir diğer konu kan şekeriyle alakalı.

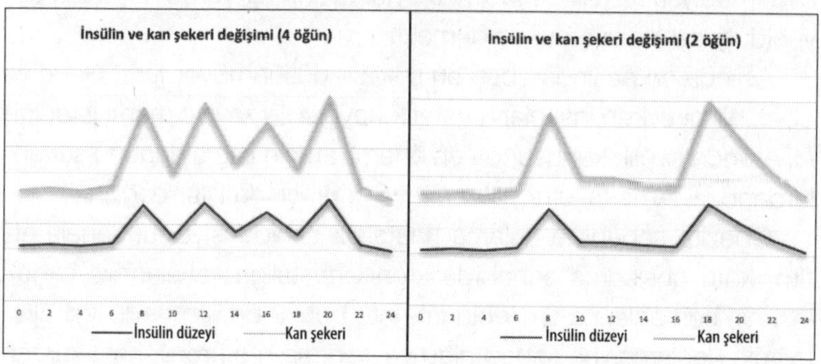

Yukarıda günde dört öğün ve iki öğün farkını görüyorsunuz. İnsülin düzeyinin kan şekerine bağlı arttığına dikkat edin. Totalde örnek üzerindeki insülin diyagramının alanı 4 öğünlü beslenmede daha fazla, yani daha fazla insülin salınıyor. Aynı şekilde ortalama kan şekeriniz 2 öğünde daha düşük seyrediyor.

Sonuç olarak, ortalama kan şekeri ve insülin seviyesi azalıyor. Bildiğiniz üzere bu iki kazanım hem ketozise girmeniz için hem de birçok hastalıktan korunmak için en önemli faktörler. Dolayısıyla sağlıklı kalmak için 2, çok daha iyi hissetmek için günde 1 öğün öneriyorum.

Bu durum hızlı ketozise girmenizi çok kolaylaştıracaktır. Şimdi akıllarda tek bir soru var. 2'den fazla öğün yaparak ketozise girilmez mi?

Cevabım olumlu olacak. Evet, kâğıt üzerinde 20 öğün yaparak bile ketozise girebilirsiniz. Çünkü öğünleriniz insülin salınımını neredeyse hiç uyarmayan yağlardan zengin. Ama işi pratiğe dökmeye kalktığınızda karşımıza yine rutin meselesi çıkıyor. Rutine koymadığınız hiçbir şeyin uzun vadeli olmayacağını artık bildiğiniz için çok öğünlü bir ketojenik diyetin "ketofasting" gibi etkili olmayacağını da biliyorsunuz.

Sonuç olarak, doğru yoldan ayrılmamak ve en kısa sürede iki öğüne geçmek bir gereklilik.

Söylediklerim çok mu acımasız?

Söylediklerim oldukça marjinal, acımasız ve rahatsız edici gelebilir. Ama kitabı bu noktaya kadar okuduysanız ve henüz elinizden bırakmadıysanız aslında acımasız noktaların bir yerde doğruluk payı olduğuna inanıyorsunuz demektir.

Aslında en başından beri bu şekilde düşünmüyordum. Genç ve obez bir bireyken insanların estetik kaygısı ile zayıf olmamı istediğini, aslında sağlık konusunda en önemli aracın ilaç olduğunu sananlardandım. Ama fakülte yıllarında ve sonrasında işler değişti.

Obezite sebebiyle onlarca hastalığa sahip kişiye müdahale ettim, kötü beslenme sebebiyle kronik hastalığa yakalanmış birçok insanın son anlarına tanık oldum. İşte bunlar beslenmeyle ilgili fikirlerimin değişmesine sebep oldu ve ben, sizin o kronik hastalardan ya da obezlerden biri olmanızı istemiyorum.

Dolayısıyla söylediğim acımasız ve sivri şeylerin tamamı sizin için. Eğer bu doğrular hâlâ size yanlış geliyorsa üzgünüm, durumu yeterince iyi anlamamışsınız.

Konuyla ilgili bana çok şey öğreten bir anım var. Aslında hayatımdaki bir dönüm noktası da bu ve sizin de bakış açınızı değiştirmek istiyorum.

Zayıflamaya karar vermiş, tıbbiyeye yeni adım atmış bir obezken sürekli aynı şeyleri tekrarlardım. Günde altı öğün, tam tahıllı ekmekler ve nicesi. Antrenman için saatlerce bisiklet sürer, ekrandaki kalori sayacını takip ederdim. Ardından aklımı başıma almamı sağlayacak bir şey oldu.

Spor salonunda sürekli karşılaştığım bir adam vardı. Kendisi ağırlık antrenmanı yapıyor, kardiyo ile ilgilenmiyor ve sürekli yağlı beslendiğinden bahsediyordu. Ayrıca harika bir forma sahipti. Dayanamayıp bir gün yanına iliştim ve sırrını sorma cesaretini gösterdim.

O adam bana şunları söyledi: "Sürekli karşılaşıyoruz ve seni sadece kardiyo yaparken görüyorum. Ayrıca antrenman sonrası içeride oturup ekmek, pilav ya da makarna içeren bir öğün tüketiyorsun ve sanırım zayıflamayı umuyorsun. Hayır, herkesin yaptığını yaparak onlardan farklı olmayı bekleyemezsin."

O an bu cümle beni çok etkilemedi ama düşündüğüm zaman neden obez olduğumu, yağ yakamadığımı ve sağlıksız olduğumu anladım. Çünkü hayatım boyunca beni o noktaya getiren şeyleri yaparak sağlıklı olmayı bekliyordum. Birçok kişiyi hasta eden alışkanlıkları birebir takip ederek o insanlardan olmamayı umuyordum.

Ama hayır, "herkesin yaptığını yaparak onlardan farklı olmayı bekleyemezsiniz." Toplumu şişman, hasta ve mutsuz yapan şeyleri bırakın. Varsın acımasız olsun, söylediklerim tamamen sizin iyiliğiniz için. Bu kitabı daha çok satması için saçma sapan önerilerle doldurmak yerine antipati toplama riskini alıp doğrularla donattım.

Şimdilik bu kadar, acımasız değilim. Sadece sizi çok seviyorum!

Ketofasting'e uygun musun?

Konu sağlık ise hiçbir zaman genellemelere yer yoktur. Ketofasting beslenmeyi de bir "tedavi" olarak gördüğümüz için genelleme yaparak "Herkese uygun" demek çok büyük bir hata olur. Metabolik tarafta baktığımızda bunu net bir şekilde görüyoruz.

Peki kimler ketofasting beslenemez?

Öncelikle karnitin metabolizmasındaki bozuklukla başlayalım. Karnitin, yağ moleküllerini hücredeki enerji üretim santrali olan mitokondriye taşıyan yapılardır ve sağlıklı insanlarda doğal olarak bulunurlar. Ketofasting beslenmede hücreler enerji üretirken yağları kullandığı için eğer karnitin metabolizmasında bir bozukluk varsa kişi yağları enerji olarak kullanamaz ve kısa süre içinde kıtlık yaşanır. Bu sebeple karnitin metabolizmasında bozukluğun olduğu,

- Birincil karnitin eksikliği,
- Karnitin palmitoltransferaz (CPT) tip 1 ve 2 eksikliği
- Karnitin translokaz eksikliği durumlarında yağ metabolizmasının aktive olduğu açlık ve ketojenik diyet gibi beslenmeler uygulanmamalıdır.

Aynı şekilde hücrenin yağları parçalamasını, dönüştürmesini ve enerji için kullanmasını engelleyen, ayrıca bu mekanizmanın bozuk olabileceği aşağıdaki durumlarda ketofesting beslenmeden kaçınılmalıdır:

- Mitokondrial 3-hidroksi 3-metilglutaril-CoA sentaz (mHMGS) eksikliği
- Long chain açil dehidrogenaz (LCAD) eksikliği

- Medium chain açil dehidrogenaz (MCAD) eksikliği
- Short chain açil dehidrogenaz (SCAD) eksikliği
- Long chain 3-hidroksiaçil-CoA eksikliği
- Medium chain 3-hidroksiaçil-CoA eksikliği
- Beta oksidasyon kusurları
- Pürivat karboksilaz eksikliği
- Porfiriler

Adını belki de hiç duymadığınız birçok hastalıktan bahsediyorum ve korkmuş olabilirsiniz. Çünkü bu durumların sizde olup olmadığını bilmiyorsunuz. Ama korkmanıza hiç gerek yok. Uzun açlıkların yaşandığı çocukluk zamanlarında yağ metabolizmasındaki bozukluğun ortaya çıkması çok daha kolay olur. Dolayısıyla bahsi geçen hastalıkların birçoğu genetiktir ve çocukluk döneminde tanı alır.

Ama eğer aklınızda yine de "acaba?" sorusu varsa, toplumun yüzde 99'undan farklı olduğunuzu düşünüyorsanız işin uzmanına danışıp konuyla ilgili yardım alabilirsiniz.

Şimdi ise biraz daha tanıdık olan hususları konuşmak istiyorum. Çünkü bazı sağlık sorunları ketofasting beslenmeye kesin engel olmasa da dikkat edilmesi ve duruma göre karar verilmesi gerekiyor.

Öncelikle yağların sindirimindeki sorunlarla başlayalım. Biliyorsunuz yağların sindiriminde görev alan birçok enzim var ve bu mekanizmada görevin büyük bir kısmını safrakesesi üstleniyor. Ketofasting beslenmede enerji üretiminin sağlanması için sindirimin devam etmesi gerektiğini bildiğimiz için safrakesesi sorunları (taşlı kese ve benzeri) ve yağ sindirimindeki bozulmalar büyük bir engel.

Yağ sindiriminde hafif bir bozulma varsa ve aktif bir hastalık yoksa, ben hastalarıma sindirim enzimi takviye ederek yine de ketofasting beslenmeye geçiriyorum.

Safrakesesinin olmaması ise büyük bir engel teşkil etmiyor. Safra salgısının var olması ve doğru ketofasting ile bu bir sorun olmaktan çıkıyor.

Biliyorsunuz, keton üretiminin kaynağı karaciğer. Bu nedenle aktif ve ağır hastalık sırasında fonksiyonu azalan karaciğer yeterli keton üretimi yapamayabilir. Ketofasting beslenmede keton üretimi mekanizmasındaki bozukluk olma riski asla alınmamalı. Dolayısıyla ağır karaciğer hastalıkları da ketofasting beslenmeye geçilmeden iyi düşünülmesi gereken grupta.

Ketofasting beslenmenin kolesterol düzeylerini artırabileceğini ve bu durumun bazı kişilerde pankreatit (bir tür pankreas hastalığı) atağı oluşturabileceğini biliyoruz. Dolayısıyla daha önce pankreatit yaşamış, kronik pankreatit problemi olan kişilerin ketofasting yapmaması, eğer yapacaksa da mutlaka bir hekim kontrolünde hareket etmesi gerekiyor.

Gebelerde bazı hayvan çalışmaları ağır ketozisin anne karnındaki bebeğin iç organlarında büyüme yaratabileceğini gösteriyor. Dolayısıyla eğer gebeyseniz ketofasting değil, düşük karbonhidratlı beslenme öneriyorum. Emzirme döneminde ise kesin bir görüş olmaması sebebiyle ben hastalarımın süt verimini ve bebeğin büyüme hızını göz önüne alıp beslenmeye karar veriyorum.

Konuyla ilgili daha net bilgi ise şu: Süt kalitesinin çok önemli olduğu ilk 6 ay özellikle ketojenik beslenilmemeli. Ardından zaten ek besinlerle birlikte süt destekleneceği için hekimle görüşülüp ketojenik diyete geçilebilir.

Biliyorsunuz stres bedeni yıpratan en önemli etken. Uzun süre metabolik ve mental yönden stres altında kalmış bireylerde böbreküstü bezi yeterince iyi çalışmayabilir. Bu tablodaki bireyler genelde "tükenmişlik sendromu" olarak isimlendiriliyor.

Peki ketojenik diyet ile tükenmişlik sendromu arasında ne gibi bir ilişki var?

Aralıklı oruç ve ketojenik diyet, bedeni kontrollü strese sokarak kişilerin fayda görmesini amaçlıyor. Yani düşük karbonhidrat almak gerçekten zor. Dolayısıyla eğer ekstra stres faktörleri varsa veya halihazırda strese artık dayanamayacak hale gelen biri söz konusuysa ağır ketojenik diyet uygulamak zararlı olabilir. Ama hatırlatmak isterim, bahsettiğim "tükenmişlik" durumu tamamen tıbbi bir gerçek ve nasıl hissettiğinizden öte laboratuvar tetkikleri önemli. Çoğu zaman zaten hekimlerimizin gözünden kaçmıyor. Yani korkmayın, bu çoğu zaman yaşayacağınız bir durum değil.

Adrenal yorgunluk yani tükenmişlik durumundaki bireyler ilerde bahsedeceğim ketofasting diyetin sadece faz I'i uygulamamalı. Diğer fazlar ise ılımlı hale getirildiği için rahatlıkla yapılabilir.

Son olarak böbrek hastalığı olanlar ve özellikle de sık böbrek taşı oluşturan kişiler (kalsiyum muhteviyatlı olanlar daha büyük risk altında) ketofasting beslenmemeli. Halihazırda kanser olan ve tedavisini yürüten kişilerde de sadece hekim kontrolünde ketofasting uygulanabilir. Gastrik baypas veya sleeve gastrektomi namı diğer mide küçültme ameliyatı olanlar tek seferde fazla besin tüketemedikleri için ketofasting değil sadece ketojenik diyet uygulamalılar.

Hastalık ve ketofasting ilişkisinde gördüğünüz üzere birçok ince ayrıntı olmasına rağmen saydığım durumlar ve hastalıklar sebebiyle ketofasting yapamayacaklar toplumun en fazla yüzde 1'lik kısmını oluşturuyor. Dolayısıyla eğer yukarıda saydığım hastalıklara sahipseniz asla üzülmeyin, işi bilen bir hekime danışın. Eğer hekime danışmadan başlamak istiyorsanız (ki bunu önermem) düşük karbonhidrat ve fasting birleşimi sizin için daha uygun olabilir.

Kalori meselesi

Kalori tanımı birçok kişi için gölgede kalıyor. Buna daha önce değinmiştim. Şimdi konuya daha farklı bir pencereden bakmanızı ve birkaç gerçeği daha öğrenmenizi istiyorum.

Kalori kabaca bir besinin vücudunuzda parçalandığında yaklaşık olarak oluşturacağı enerjiyi ifade ediyor. Bu noktada vücudunuz ihtiyacı kadar enerjiyi karşılamak için gereken besini kullanıyor ve geri kalan öğeleri depolamak için başka bir yola yönlendiriyor.

Peki bu denklemdeki tek değişken kalori alımı mı? Kesinlikle hayır. Kalori, aldığınız enerjiyi ifade ediyor, yani sadece sonucu gösteriyor. Bizim odak noktamız ise besin öğesinin enerjinin ortaya çıktığı son basamağa kadar nasıl ilerlediği. Yani sonuca değil, tüm sürece bakıyoruz ve doğru olan bu.

Peki neden bunu anlatıyorum? Çünkü kaloriye odaklanmak ve tartının izinde ilerlemek hiç güvenli değil. Diyetinizi bu şekilde yönlendirmeniz metabolizma ve beslenmeyle ilgili bildiğimiz her şeyi tek kalemde silmemiz demek.

İşte bu sebeple kalori sadece bir sayıdan ibaret ve daha fazla değeri hak etmiyor. Sadece bu, daha fazlası değil.

İşte bu noktada işi bilmeniz benim için önemli. Zira kalori ihtiyacınızı bilirseniz beslenmeye doğru başlarsınız. Doğru başlamak ise bitirmenin yarısı.

Tekrarlıyorum, kaloriye sadece bir referans olarak bakıyoruz, fazlası değil!

Ketofasting metodu kaloriye bağlı kalmanızı gerektirmez. Ama her şeyi dört dörtlük yapmak isteyen, ayrıntı-

ya takılan bireyler için başucu kitabı oluşturma isteğim bu bölümü yazmayı zorunlu kıldı. Yani bu kitap size isterseniz balık tutmayı öğretiyor, isterseniz sadece balık veriyor. Dolayısıyla "Can bana sadece balık lazım" diyorsanız bu bölümü atlayabilirsiniz.

Kalori ihtiyacını bulma yöntemi: Titrasyon!

Hiçbir zaman formüllere güvenmedim. Konuyla ilgili çok fazla hesaplayıcı olmasına rağmen benim gözümde hepsi emekleme aşamasında. En çok kabul gören formül ise sadece kilo, boy, yaş, cinsiyet, egzersiz değişkenlerini göz önünde bulunduruyor.

Durumun farkında olan ve tüm değişkenleri göz önünde bulundurmaya çalışan eden ABD askeri yetkilileri, vakti zamanında kendileri için birkaç hesaplayıcı geliştirmeye çalışmışlar. Sonucun hüsran olmasında hangi askerin hangi değişkene, nasıl cevap vereceğinin tahmin edilememesi ve değişken sayısı rol oynamış.

Konuyla ilgili küçük ve şaşırtıcı bir örnek, durumu daha iyi anlamanızı sağlayacak. Çok basit iki değişkenle başlayalım o zaman. Hava sıcaklığı ve nem! Önemsiz gibi görünüyor ama sıcaklık ve nem kalori ihtiyacınızı doğrudan etkiler.

Şaşırtıcı, ama gerçek. Peki nasıl?

Vücudunuz belirli bir sıcaklıkta yaşamak için dizayn edilmiştir. Eğer ortam ısısı yaşanabilir sıcaklığın aşırı altında veya üstünde olursa hücre içi enzimler etkisiz kalabilir ve kimyasal reaksiyonların devam ettirilememesine neden olur. Dolayısıyla vücut sıcaklığını korumak yaşamın devamı için gereklidir. Bu bilginin ışığında ortam sıcaklığını artırırsak bedeniniz sıcaklığı düşürmek için terleyerek derinizi sıvıyla kaplar, buharlaşma meydana gelmesini kolaylaştırır ve buharlaşma sonucunda serinlemeyi umar. Ayrıca ortamın neminin artması terlemeyi zorlaştıracağı için vücut sıcaklığının kontrolünü zorlaştırır ve kalori dengesi için ekstra bir değişken oluşturur. Eğer ortam sıcaklığını düşürürsek, bedeniniz gerekenden fazla enerji üretir ve bu reaksiyonlar sırasında ortaya çıkan sıcaklığı kullanarak bedeninizi ısıtır.

Gördüğünüz üzere, ortam sıcaklığı, hatta nemi bile enerji üretim mekanizmasının yönlendirilmesinde görev alır.

Hemen endişelenmeyin, bu kadar değişkene rağmen kalori ihtiyacı hesaplama konusunda çaresiz değiliz. Sadece basit yöntemlerin işe yaramayacağını anlatmak istiyorum ve oldukça kestirme bir yöntemim var. Komik olabilir ama ben bulduğum için kendisine Can'ın kalori titrasyonu diyorum☺

Yöntem, asit-baz titrasyonundan esinlenildi. Yani içeriğini bilmediğimiz asit veya baz içerisine, içeriğini bildiğimiz sıvılar ekleyerek baştaki sıvının ne kadar asit/baz olduğunu öğrenme yolu. Kabaca deneme-yanılma. Biz de kalori ihtiyacınızı belirlemek için aynı şeyi yapıyoruz. Baştaki bilinmeyeni, yavaş yavaş deneyerek artırıp/azaltıyoruz ve kilo verme düzeyini optimal hale getirecek kalori dengesini buluyoruz.

Bunun için en baştan başlamaya gerek yok. Yapacağımız şey, rutin bir haftanın başında ve sonunda tartılmak. Rutin hafta tanımı hasta olmadığınız, aşırı strese maruz kalmadığınız ve normalden fazla hareket etmediğiniz yani her şeyin stabil ve rahat olduğu bir 7 günü ifade ediyor. Bu hafta içerisinde yediklerinizi de yazmanızı istiyorum.

Ardından bir hafta boyunca tuttuğunuz notlara dönüyoruz. Rutin bir haftada ciddi bir kilo değişimi beklemiyoruz. Çünkü yedikleriniz ve hareketiniz aynı. Bu noktada kalori dengesinin sağlanmış olması gerekiyor. Yani alınan = harcanan kalori. O zaman hafta içinde aldığınız 7 günlük kaloriyi toplayıp gün sayısına yani 7'ye bölüyoruz. Çıkan sonuç günlük ortalama harcanan kaloriyi ifade ediyor. Eğer hafta içerisinde kilo değişiminiz mevcutsa aşağıdaki formüller ikullanarak günlük kalori ihtiyacınızı bulabilirsiniz.

Birçok insan normal bir günde ne tükettiğini bilir. Dolayısıyla bir hafta beklemek istemiyorsanız ortalama bir günde tükettiklerinizi yazarak ortalama kalori ihtiyacınızı hesaplayabilirsiniz.
Haftalık hesap kadar doğru olmasa da yol göstereceğinden eminim.

Günlük kalori ihtiyacı tablosu

Eğer hafta boyunca kilonuz aynı kalmışsa	**Hafta boyunca aldığınız kalori / 7**
Eğer hafta boyunca kilonuz azalmışsa	**(Hafta boyunca aldığınız kalori + verdiğiniz kilo [kg cinsinden] x 9.000) / 7**
Eğer hafta boyunca kilonuz artmışsa	**(Hafta boyunca aldığınız kalori – aldığınız kilo [kg cinsinden] x 9.000) / 7**

Artık harcanan kaloriyi bildiğimize göre hedefe yönelebiliriz.

Kilo vermek için kalori dengesi

Amacımız kilo vermek, yani harcanandan az kalori alarak denklemi negatifte tutmak ve yağ yakmak.

Tamam, az kalori almak gerek ama ne kadar az?

Kalori konusunda iki farklı ekol var. Diyetisyenlerin kullandığı ılımlı kalori azaltma ekolü ihtiyaçtan (500-700) kalori az alarak yavaş kilo vermeyi hedefliyor. Benim ekolüm ise daha agresif ve etkili. Sebep ise şu: Diyet uzun bir maraton ve bu maratonu yavaş koşarak daha da uzatmak istemezsiniz. Eğer maraton uzarsa bitiş çizgisini görmeniz zorlaşır. Uzayan diyet deneyimi kişilerin motivasyonu açısından oldukça yıkıcı oluyor. Ayrıca diyetin süresindeki uzama vücudun uzun vadede metabolizma hızının daha çok yavaşlamasına yol açıyor. Yapılan araştırmaların birçoğu da beni destekliyor ve agresif kalori kısıtlamasının çok daha etkili olduğunu söylüyor.

Ayrıca ileride bahsedeceğim "açlığı taklit etme-fasting mimicking" durumunun faydalarını da göz önüne aldığınızda, harcadığınız kaloriden 800-1000 kalori eksiltmelisiniz. Eğer eksiltme işlemi sonrasında sonuç günlük 1000 kaloriden az çıkıyorsa, kalori ihtiyacınızı 1000 kaloride sınırlamalısınız.

Artık titrasyonun kendisini yapmaya başlıyoruz.

Hedefimiz ketofasting ile haftada (ilk hafta harici) 1,5 kilo. Eğer hesapladığınız kaloriyi almanıza rağmen daha fazla kilo veriyorsanız, kalori alımını yavaş yavaş (haftada 500 kalori) artırarak kilo verme hızını 1,5 kiloya çekmelisiniz. Daha az kilo veriyorsanız ve metabolik bir sorun olmadığından eminseniz kendinize iki hafta vermenizi istiyorum. Bu iki hafta içinde kalori kısıtlamasına rağmen verdiğiniz toplam kilo 2'den az ise kalori alımını günlük kalori alımını 800'e kadar çekecek şekilde haftada 500 kalori azaltarak indirebilirsiniz. Eğer iki hafta içinde 2 ile 3 kg arasında verdiyseniz, endişelenmemenizi ve devam etmenizi istiyorum. Bazı bireylerde insülin direnci ve diğer metabolik parametreler sebebiyle başlangıç biraz zor olabiliyor.

Aşağıdaki algoritma yapmanız gerekenleri çok daha basit hale getiriyor. İsterseniz bu tabloyu takip edebilirsiniz.

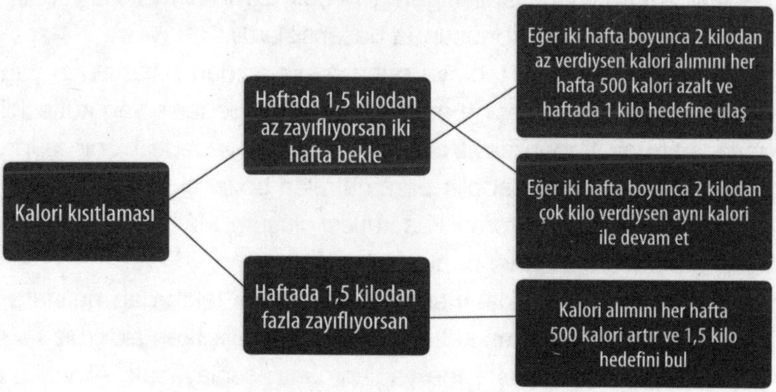

Ketofasting ile kilo verdikten ve hedef kilonuza ulaştıktan sonra ise sağlıklı kalmak için ihtiyacınız olan kalori dengesini bulup o şekilde hareket etmeniz yeterli. Konunun devamında kilo koruma hususundan da bahsedeceğim için şimdilik ayrıntıya girmiyorum.

Kilo almak için kalori dengesi

Kalori titrasyonu yönteminden biraz önce bahsettim ve kilo almak için mantıken size kilonuzun sabit kaldığı kaloriden fazla almanızı önermem gerekiyor. Ama hayır. Kilo alma hususu bu kadar basit değil.

Önce tanımla başlayalım. Zayıflık tanımı vücut kitle indeksi 18,5'tan az olan bireyler için kullanılır. Bu tanıma uyuyor ve kendinizi zayıf hissediyorsanız evet, beslenmenizi kilo alma yönünde değiştirmeye uygunsunuz. Ama eğer vücut kitle indeksiniz 18,5'tan fazla olmasına rağmen kendinizi zayıf hissediyorsanız ortada vücudunuza bakışınızla ilgili bir sorun olabilir. Dolayısıyla "zayıflık" kavramını bir estetik kaygıyla oluşturmadığımızı bilmeniz ve buna göre davranmanız gerekiyor. Bu konuda tek başına hareket etmemeniz çok önemli. Çünkü zayıflığı siz göreceli olarak değerlendirseniz de aslında kendisi sadece tamamen nicelik esasına dayanır.

Vücut kitle indeksi 18,5'tan az ve metabolik bir sorunu olmayan bireylerde ise sorunu çözmek için kaloriyi artırmak çoğu zaman fayda sağlamaz. Çünkü bu bireyler kalori artırma konusunda çoğu zaman başarısızlardır ve sandıklarının aksine iştahları yeterince açık değildir. Ayrıca vücut yapıları gereği birçok "zayıf" birey fazla yağsızdır ve yağ depolama konusunda başarısızlardır.

Bunu çözmek için tabloya daha geniş açıdan bakmalı ve yağ kütlesi yerine kas kütleşine odaklanmalısınız. Bedenin yağ kütlesini zorla artırmak tıbben zayıf bile olsanız uzun vadede hiçbir fayda sağlamayacak ve metabolik parametreleri bozacaktır. Bu nedenle amacımız yavaş ama kararlı kas kütlesi oluşumuyla birlikte yağ kütlenizi çok az artırmak ve bunu korumak.

Yağ kütlesine odaklanmamanız gerektiğini tekrardan hatırlatacağım. Çünkü zaten kas kütlesini artırmaya çalışırken aldığınız fazla kalori spontane bir şekilde yağlanmanızı sağlayacak. Alınan bu yağ çoğu zaman kayda değer değildir ama bedenin ihtiyacını karşılar. Yani bir taş ile iki kuş!

Yapacağımız şey ise şu: Kilonuzu sabit tuttuğunuz kalorinin üzerine 500-1000 kalori eklemek, 20-40 dakikalık kardiyo içermeyen bileşik egzersiz yapmak olacak. Egzersiz ile beraber kilo alamadığınız her iki hafta içinse 500 kalori artışı yaparak kaloriyi titre edebiliriz. Makrolar konusuna ileride değineceğim için şimdilik bunu düşünmemenizi istiyorum.

Aşağıda kilo alımıyla ilgili algoritmamı paylaştım, tabloyu takip ederek kendi hareket planınızı oluşturabilirsiniz.

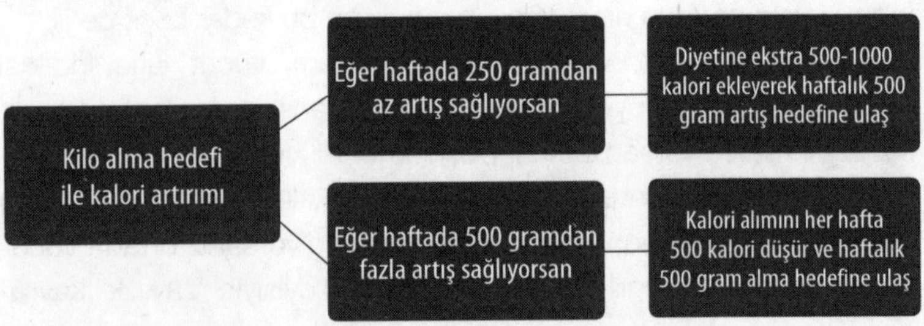
Kilo alma hedefi ile kalori artırımı
Eğer haftada 250 gramdan az artış sağlıyorsan
Diyetine ekstra 500-1000 kalori ekleyerek haftalık 500 gram artış hedefine ulaş
Eğer haftada 500 gramdan fazla artış sağlıyorsan
Kalori alımını her hafta 500 kalori düşür ve haftalık 500 gram alma hedefine ulaş

Bileşik egzersiz tanımı kilo almak isteyenler için oldukça önemli. Çünkü amacımız mümkün olan en kısa zamanda kas kütlesini artırmak ve bunun için elimizdeki tüm hileleri kullanmalıyız.

Konu kas kütlesi olunca antrenman bilimi de doğal olarak işin içine dahil oluyor. Size konuyla ilgili küçük ama değerli bir püf noktası vermek istiyorum.

Kaslarınızın büyüme periyodu hasarlanma ve ardından mevcut hasarı tamir edip yeni egzersize daha güçlü olarak çıkma üzerine kuruludur. Yani egzersiz ile o kası zorlar, ardından dinlenmeyle kasın zorlandığı o egzersize adapte olmasını beklersiniz. Böylece bedeniniz doğal olarak daha büyük ve güçlü kaslara sahip olmaya çalışır.

Kas kütlesini artırmak için yapmanız gerekenler:

- Egzersiz süresince olabildiğince fazla kas lifini beraber çalıştırın.
- Kas hücrelerinin hasarı tamir edebilmesi için onları fazla yıpratmayın.
- Toparlanma için uygun hormonal ortamı oluşturun.

İşte bunun için birden fazla kası beraber çalıştıran squat, deadlift, barbell row, clean & jerk gibi bileşik hareketleri kas kütlesini artırmak isteyen kişilere daha fazla öneriyorum. Çünkü bileşik hareketler hem büyüme faktörlerini hem de testosteronu daha fazla uyarırlar. Ayrıca daha fazla kas lifi uyarılır. Son olarak bileşik hareketlerde baskı birden fazla kas üzerinde oluştuğu için tek bir kas aşırı hasarlanmaz ve toparlanması çok daha kolay olur.

Ama tabii ki konumuz egzersiz değil ve işi uzmanlarına bırakmak çok daha doğru. Dolayısıyla imkânınız varsa konuyla ilgili mutlaka bir egzersiz uzmanı ile görüşmeli ve "bileşik egzersizler" ile beraber antrenman yapmak istediğinizi belirterek yardım almalısınız.

Sağlıklı kalmak için kalori dengesi ve fasting mimicking

Sağlıklı kalmak oldukça büyük bir iddia. Dolayısıyla tanımı iyi yapmalı ve doğru yolda ilerlemelisiniz. Konuyla ilgili birçok insan yanlış kanıya kapılıyor ve sağlıklı kalmak için en önemli parametrenin kiloyu muhafaza etmek olduğunu sanıyor. Ama hayır, sağlıklı kalma amacı birçok farklı konuyu ilgilendiriyor.

Bunun için bedeninize sadece kalori sağlamamalı, aynı zamanda beslemelisiniz. Çünkü hücreleriniz alınan her besin ile beraber strese girer. Bedeninize yaşattığınız bu stresin gerçekten toparlanabilmesi için iyi besinleri kötülerine tercih etmelisiniz. Çünkü kalori değeri aynı olsa da kötü besinler ile hücrelerinize daha fazla zarar verirsiniz.

O zaman kısaca amacımızı belirlemek istiyorum. Doğru kiloda kalmak, hücrelerinizi sağlıklı tutmak için iyi besinleri tercih etmek ve açlığı taklit etmek!

Çok dikkatli bir okuyucu olduğunuzu biliyorum. Önceki paragrafta gördüğünüz "açlığı taklit etme" ifadesine anlam veremediğinizin de farkındayım. Peki nedir bu açlığı taklit etme mevzusu?

Daha önce açlığın sağlıklı kalmak için ne kadar önemli olduğundan bahsetmiştim. Ömrü uzatma, hücreleri temizleme, bağışıklık sistemini modüle etme, kan şekerini düzenleme ve beyindeki büyüme faktörünü artırarak nörolojik sağlığı koruma, açlığın faydalarından sadece birkaçı. Bu gerçekleri hatırladıkça açlığa sempati duymaya başladınız, biliyorum. Ama aynı zamanda başka bir şey daha biliyorum, aç kalma hissi sizi yıpratır ve herkesin taşıyabileceği bir yük değil.

Ayrıca yoğun yaşam temposuna sahip olan birçok kişi gün boyu aç kalmaktan –haklı olarak– korkuyor. Bir diğer korku çok az kalori almanın yarattığı kilo kaybı gibi sorunlar.

İşte bu durumda vücudu kandırmak ve metabolik anlamda önemli faydaları açlığı taklit ederek kazanmak mümkün.

Açlığı taklit etmek oldukça basit bir metot. Haftanın belirli gün veya günlerinde almanız gereken kalorinin çok daha azını (yaklaşık yüzde 40'ını) alıyorsunuz. Bu şekilde vücudunuz ihtiyacı olan asgari besini almasına rağmen açlık moduna girdiği için hücreleriniz aynı "gerçek açlık" ile sağlanan faydalardan yararlanmış oluyor. Benim tercihim ise hafta sonunu açlığı taklit etmek için ayırmak. Çünkü bu günlerde çoğu kişi daha az aktif ve çalışmak zorunda değil. Dolayısıyla besin bulma konusunda rahat. Ama bu fikrin tersine hafta sonunu eğlenmek üzere değerlendiren beyaz yakalı güruh için çoğu zaman pazartesi ve salı günü açlığı taklit etme açısından daha uygulanabilir olacaktır. Çünkü bu kişiler hafta sonu kötü beslenir ve hafta başında kendilerini iyi beslenmek için daha motive hissederler. E böyle bir motivasyona sahipken değerlendirmemek olmaz değil mi?

Bu noktada dikkat edilmesi gereken bir diğer şey, makro değişimi. Normal ketofasting makrolarından farklı olan "açlığı taklit" zaman aralığında dikkatli olmalısınız. Çünkü kalori düzeyi çok azaldığı için çoğu zaman yetersiz protein alımı ve ekstra kalori kısıtlaması yapma amacıyla lifsiz beslenme bireyin dengesini bozacak, açlığı taklit etme deneyimini kötü etkileyecektir.

Örnek öğünleri paylaştığım bölümde zaten açlığı taklit etme dönemini nasıl beslenerek geçireceğinizi anlayacaksınız. Dolayısıyla beslenme düsturunu anladığımıza göre konuyu daha sonra tekrar açmak üzere burada bırakıyorum.

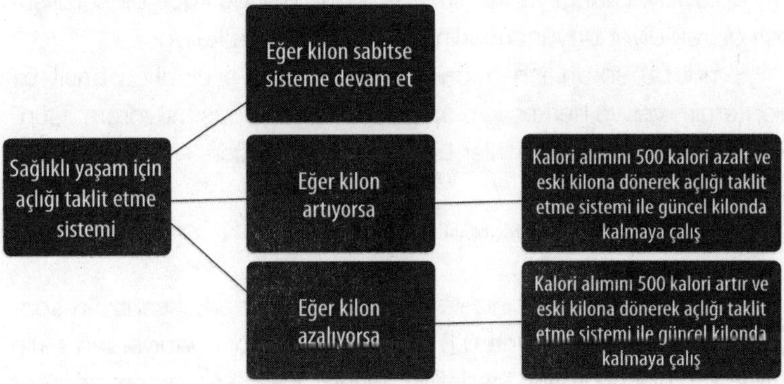
Sağlıklı yaşam için açlığı taklit etme sistemi
Eğer kilon sabitse sisteme devam et
Eğer kilon artıyorsa
Kalori alımını 500 kalori azalt ve eski kilona dönerek açlığı taklit etme sistemi ile güncel kilonda kalmaya çalış
Eğer kilon azalıyorsa
Kalori alımını 500 kalori artır ve eski kilona dönerek açlığı taklit etme sistemi ile güncel kilonda kalmaya çalış

Değişim ve kalori dengesi: Ne yapacağız?

Hedefinize ulaşmak için kalori ayarlaması yapmayı ve sağlıklı yaşam için uygulayacağınız sistemi öğrendiniz.

Peki kalori dengesinin bedeninizde yaşanan adaptasyonlara karşı nasıl değiştireceğinizi biliyor musunuz? Bu kafanızı kurcalıyor olabilir. Çünkü her hafta makro hesaplamak oldukça sıkıcı bir iş yükü oluşturur.

Bereket ki buna ihtiyacımız yok. Kalori dengesini biraz da bu sebeple sürekli adapte edilebilir yaptık. Yani hedef, kilo vermek ise zaten kilo veremediğiniz anda sistem kendini kalori ihtiyacına adapte ediyor ve kalori azaltmanızı sağlıyor. Ekstra bir değişikliğe ve kalori dengesiyle sürekli oynamanıza gerek yok.

Makroları hesap etmek

Ketofasting diyette ketozise girmek için birçok farklı makro bileşimi kullanılabilir. Yüksek MCT (orta zincirli yağ asidi) alıp ketonu artırma yoluna gitmekten, proteinin fazla tüketildiği modifiye Atkins tarzına kadar geniş bir yelpaze sizi seçim açısından zorlayabilir. Bu tamamen insan doğasındaki seçenek-seçim kabiliyetiyle alakalı. Bireyin önünde ne kadar çok seçenek varsa o kadar kafa karışıklığı oluşur ve doğru seçimi yapmak zorlaşır. Ayrıca farklı makro düzenlerinin metabolizmanızı nasıl etkilediğini de bilmiyorsunuz.

Dolayısıyla hangi yöntemin size uygun olduğu koca bir soru işareti olarak diyet boyunca aklınızın bir köşesinde kalıyor.

Şimdi bu sorunların hepsini unutun. Tek ve oldukça basit bir yöntemim var ve herkes için optimal olduğunu düşünüyorum. Çünkü yapacağımız değişiklikler bedeninizi değil hücrelerinizi beslemeyi amaçlıyor.

Evet, evet! Bedeninizi unutun, tek amacımız hücreleriniz.

O zaman başlayalım.

Önce protein ihtiyacınız ile başlıyoruz. Eğer erkekseniz ve spor yapmıyorsanız kilo başına 0,8 gram protein, spor yapıyorsanız kilo başına 1 gram protein hedeflemelisiniz. Eğer kadınsanız ve spor yapmıyorsanız kilo başına 0,6 gram protein, spor yapıyorsanız 0,8 gram protein almalısınız.

Kilo x katsayı işleminin sonucu size günlük almanız gereken proteini verecek.

Cinsiyet	Spor yapıyor	Spor yapmıyor
Erkek	Kilo x 1	Kilo x 0,8
Kadın	Kilo x 0,8	Kilo x 0,6

Ardından karbonhidrata geçiyoruz. Şimdilik karbonhidrat için sabit bir rakam vereceğiz. Sonradan bunu neden yaptığımı anlayacaksınız.

Günlük net karbonhidrat alımınız en fazla 40 gram olmalı.

Sıra yağ miktarını belirlemeye geldi. Yapmanız gereken şey günlük kalori hedefinizden karbonhidrat ve proteine ayırdığınız kaloriyi çıkarmak. Bunun için (protein [gram] + karbonhidrat [gram]) x 4 işlemini uygulayarak protein ve karbonhidrata ayırdığınız kaloriyi bulabilirsiniz.

Günlük karbonhidrat ihtiyacı – (protein ve karbonhidrat için ayrılan kalori) işlemi sonrasında yağlar için ayırdığınız kaloriyi bulursunuz. Bu değeri 9'a bölerseniz günlük yağ ihtiyacınız gram cinsinden ortaya çıkar.

(Almanız gereken kalori – [protein x 4 + karbonhidrat x 4]) / 9

Şimdi sıra hesaplamanın ince ayarını yapmaya geldi. Biliyorum biraz sıkıcı ama ömür boyu uygulayacağınız bir şeyi daha az emek harcayarak öğrenmeniz imkânsız. Sabredin, değecek.

Son adımda elimizde makroların kaba hali bulunuyor. Şimdi sıra onları şekillendirmekte.

Hatırlarsınız, metabolik tahterevalli ile ilgili konuşmuştuk. Bir yanda keton üretimini aktive eden yağ, diğer yanda keton üretimini bloke eden protein ve karbonhidrat vardı.

İşte şimdi tahterevallinin dengesini kurmanın tam sırası. Amacımız tahterevallide yağ tarafını ağır tutmak ve bu şekilde keton üretimini sağlamak. Yani yağ (gram) > protein (gram) + karbonhidrat (gram) olmalı.

Eğer hesaplama sonucu tahterevallideki yağ tarafını ağır bastırıyorsa hiç sorun yok demektir. Eğer protein ve karbonhidrat tarafı ağır basıyorsa dengeyi sağlayana kadar karbonhidratı 40 gramdan 20 grama kadar azaltabilirsiniz. Karbonhidrat 20 gram olmasına rağmen hâlâ denge sağlanmıyorsa protein miktarını azaltarak dengeyi kurmalısınız.

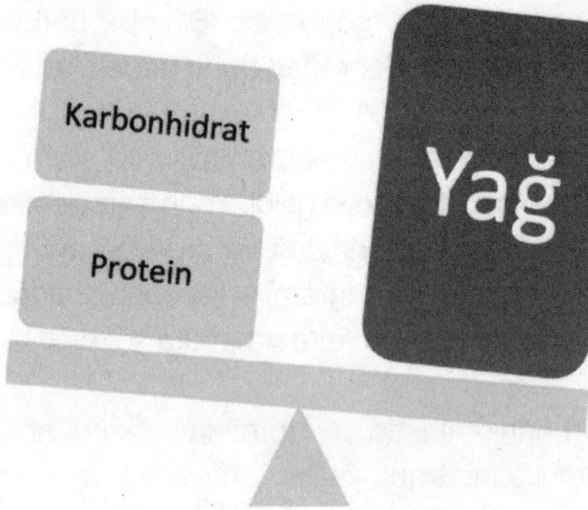

Artık eldeki makrolarla öğünleri dizayn etmeye başlayabiliriz. Ayrıca merak etmeyin, size her şeyin gramı gramına hesaplatmayacağım. Bu hem zor hem de sürekli bahsettiğim gibi sürdürülebilir değil. Her şeyde olduğu gibi bunda da kolay yol var.

"Can neden bu kadar fazla hesaplama yaptık o zaman?" diye düşünüyor olabilirsiniz. Amacım, her şeyi öğrenmeniz ve kimseye bağlı kalmamanız. Bu kadar zaman birilerine bağlı kalarak uyguladığınız diyetlerden, mantığını anlamadan yediğiniz ekmeklerden fayda geldi mi?

Hiç sanmıyorum.

Neyse, makro ve kalori işini halledip kenara koyduk. Artık öğün dizayn edebiliriz. Ama öğün dizaynından önce bilmeniz gereken birkaç önemli nokta daha var. İzninizle onlara değinip sonra besin seçimi ve öğün dizaynına geçeceğim.

Ketofasting uygularken acil durumlar ve öğün sayısı

Rutin oluşturmaktan daha önce bahsetmiştim ve bir beslenme düzeninde önceliğin sizin rahat hissetmeniz olduğunu artık biliyorsunuz. Ama öğünlerin dağılımı sizin için hâlâ büyük bir soru işareti. Yani şu an da makrolarınız belli ama onları nasıl dağıtacağınızı tam olarak bilmiyorsunuz.

Bu noktada kesinlikle sizi kısıtlamayacağım. Sadece kuralları bilmeniz ve özel durumlarda nasıl davranacağınızı öğrenmeniz gerekiyor. Aksi takdirde tekdüze olmayan hayatın akışında yaşanacak değişiklikler beslenmenizi direkt olarak etkiler.

Peki ama hayat temposunun beslenmenizi bozmamasını nasıl sağlayabiliriz? İşte iki olası acil durum üzerinden öğün sayısının idamesi!

Acil durum 1: Besin bulamamak: Bir iş seyahati için Hindistan'da olduğunuzu düşünün. Biliyorsunuz, Hindistan beslenme açısından kâbusumuz. Çünkü hem gıdaların temizliğinden emin olamıyoruz hem de yemek kültürleri bizimkinden çok farklı.

Hindistan'a dönelim. O gün otelden hızla çıkmak zorunda kaldığınız için bir şey yiyemediniz. Dışarıdayken çok acıktınız ve öğün saatiniz geçiyor.

Peki ne yapacaksınız? Bu noktada iki farklı hareket planımız var. İlk plana göre, eğer dayanabilirseniz otele dönene veya o günün ilk öğününü yapana kadar beklemenizi tavsiye ediyorum. Bu şekilde otele döndüğünüzde yaptığınız tek öğün içerisinde iki öğünlük besin tüketin ve günü atlatın.

İkinci planda ise dışarıda tam öğün bulamasanız bile ana enerji kaynağı olan yağ içebilir ya da protein kaynağı veya sebze tüketebilirsiniz. Bu tamamen o anın imkânına göre şekillenecek bir şey.

Ketofasting beslenmeyi kurtarmak için kendinize yapacağınız en iyi şey, yanınızda yağ taşımaktır. Çünkü yağ dünyanın her yerinde oldukça pahalıdır. Restoranlarda ise çoğu zaman kalitesiz yağ kullanılır.
Eğer dışarıda beslenecek vaktiniz veya imkânınız yoksa, yanınızda taşıdığınız yağı içerek enerji elde edebilir ve o öğünü geçiştirebilirsiniz. Yapacağınız şey çok basit; ufak bir cam şişeye 50 ml kadar kaliteli yağ doldurun ve çantanıza atın. İyi yağ benim gözümde her şeyden önemli zira.

Dolayısıyla mantık basit, öğünü tam olarak yapamayacaksan duruma göre bulabildiğin şeyleri ye, en azından yağ iç. Eğer o da olmuyorsa öğünü atla ve tek öğün beslen.

Acil durum 2: Egzersiz yapmak: Öğün sayısını azaltmak oldukça önemli, bunu onlarca kez ifade ettim ve sıkıldığınızın farkındayım. Ama bu sefer farklı bir önerim olacak.

Egzersiz yapmak harcadığınız enerji miktarını artırır ve vücudunuza hasar verir. Bu noktada hasarı tamir etmek ve enerji ihtiyacınızı karşılamak için öğün sayısı ve makrolarda değişiklik yapmanız gerekebilir.

Eğer kalori hesaplaması yaparken rutininizde egzersiz yoksa, yaptığınız bir saatlik egzersiz için beslenmenize 350 kalori eklemelisiniz. Bu kilosunu korumak isteyenler için önerdiğim miktar. Eğer kilo vermek veya almak için konuşuyorsak 350 kalori ekleyip sonra ilgili bölümde anlattığım hesaplamaları yapmak gerekiyor. Yani ne olursa olsun egzersiz sırasında harcadığınız kaloriyi eklemeli, ardından hedefe göre kalori düzenlemesi (ekleme-çıkarma) yapmalısınız.

Ayrıca öğün sayısında da düzenleme yapmamız gerekecek. Egzersiz sonrası dönem kasların en hassas olduğu ve yapım için "fırsat penceresi" oluşan dönemdir. Kısaca fırsat penceresi sırasında (antrenmanın bitişini takip eden ilk 90 dakikada) kas hücreleriniz besinlere daha hassas olur ve onlardan maksimum düzeyde fayda sağlar. Bu bilgiye dayanarak eğer egzersiz yapıyorsanız spor sonrası dönemi mutlaka öğünle geçirmelisiniz.

Eğer egzersiz sonrasında öğün yapamıyorsanız en azından iki öğün hakkınızın üzerine "yarım öğün" olarak protein ve karbonhidrat ekleyebilirsiniz.

Şimdi hazır olun. Çok şaşıracağınız bir şey yapacak ve size basit karbonhidrat yani şeker tüketmenizi önereceğim. Ama günde en fazla 5-10 gram arasında ve egzersizden hemen sonra tüketmek kaydıyla. Çünkü egzersiz sonrasındaki yapım faaliyetlerini hızlandırmamız gerekiyor. Bu noktada kan şekerini kontrol eden insülin hormonunun anabolik (yapımı artırıcı) etkisi inanılmaz fayda sağlıyor. Ayrıca hücre içine aminoasitlerin şekerle beraber taşındığını düşündüğümüzde egzersiz sonrası şeker alımı neredeyse "ihtiyaç" haline geliyor.

Hemen aklınıza meyve gelecek, biliyorum. Ama meyve früktoz içerir ve yavaş sindirildiği, kan şekerini yavaş yükselttiği için ciddi fayda sağlamaz. Amacımız hızlı ve kontrollü bir insülin piki.

Ben kendi antrenmanlarımda bunu sağlamak için dekstroz kullanıyorum. Eczaneden aldığım 500 cc'lik yüzde 5 dekstrozdan enjektöre çekip spor sonrasında hemen ağzıma sıkmak oldukça pratik geliyor. Ayrıca içerikteki şekeri kolayca hesaplamak beni mutlu ediyor.

Eğer siz böyle bir yöntemi uygulamak istemezseniz önerim sofra şekeri, çikolata ve benzeri "saf şeker" içeren kaynakları tüketmeniz olacak. Tabii ki miktarı unutmadan!

Besinleri seçerken Dr. Can gibi düşün

Ketofasting beslenmenin köşe taşlarından birine geldik. Makro, öğün sayısı ve rutin bir yana dursun. Doğru besinleri tercih etmiyorsanız diğer noktalar metabolizmanız için sadece birer ayrıntı. Zaten doğru besinler olmadan makroları tutturmak oldukça zor. Çünkü kötü beslenirseniz sık acıkırsınız, acıkmak sizi daha fazla öğün tüketmeye zorlar ki bu da rutininizin bozulması demek. Günlük rutinin zarar görmesi ise size makroların tutmaması olarak geri döner.

Ayrıca vücudunuz siz fark etmeseniz de sürekli yenileniyor. Yani geçen gün yediğiniz cıva içeren etle yapılan hamburger beyninizdeki hücreye oturmuş ve ona hasar vermiş olabilir. İki gün önce fazla kaçırdığınız alkol ise bağırsaklarınıza zarar vererek besinlerin emilmesini etkilemiş olabilir.

Sonuç olarak, tükettiğiniz besinler sizi ifade eder. İşte ketofasting beslenmeyi oluştururken her zaman bu düsturu esas aldım. Sizin de beslendiğiniz her saniye yediklerinizi düşünmenizi, onların sizi iyileştirdiğini bilmenizi istiyorum. İnanın, insanın kendi için bir şeyler yaptığını hissetmesi inanılmaz bir huzur veriyor. Biliyorum, beslenmeye daha önce belki de hiç bu açıdan bakmadınız, ama konunun esası bu.

Biraz daha ayrıntılara gireyim istiyorum.

Hastalarımın birçoğu ketofasting besleniyor ve konuyla ilgili çok fazla okuyorlar. Durun, yanlış anlamayın. Okudukları için kesinlikle onlara kızmıyorum. Ama gördüklerinin onları yanlış etkilediğinin farkındayım. Çünkü birçoğu bana hindistancevizi unuyla yapılmış ekmekleri, eritrolle pişirilmiş kekleri tüketip tüketemeyeceğini soruyor.

Aslında makro hesabına göre saydığım ve daha aklınıza gelmeyecek kadar çok "lezzetli kaçamak" besini tüketebiliyor olmaları lazım. Ama hayır, çünkü konu sadece makrolar değil. Eğer doğru beslenmenin anahtarı makro olsaydı size makroları verip iyi şanslar dilerdim.

Unutmayın, beslenmenin anahtarı rutinlerdir. Ne demek istediğimi basit bir örnekle açıklayayım. Çok tanıdık geleceğine eminim.

Kahramanımız Esra 32 yaşında, daha önceki "istediğini ye, ama az ye" mantıklı diyetler ile hep kilo aldı ve verdi. Ardından ketofasting beslenmeye geçmek istedi. Makrolarını seçti, öğün sayısını belirledi ve başladı. İlk iki hafta oldukça iyi gitti. Toplamda 6 kilo vererek hayatının rekoruna imza attı. Ama besinler konusundaki şikâyetleri ve doyumsuzluğu arttı. Çünkü istediğini yiyemiyor ve kısıtlı yaşamak onu rahatsız ediyordu. Esra sonradan ketojenik tariflerin olduğu bir internet sitesi buldu. Sonraki sabah kahvaltısı için güzel bir keto ekmek yaptı. Akşamına ise ekmeğine benzer bir şekilde eritrol içerikli bir kek hazırladı. Artık diyet harika ilerliyordu. Üzerine kilo verme hızı değişmedi. Hâlâ kendini dinç ve mutlu hisseden Esra'nın özgüveni tavan yaptı.

Sonradan yoğun çalışan Esra bir iş seyahatine çıkmak zorunda kaldı. İlk gece biraz aç uyuyan Esra sabah kahvaltıya indi. Ama ketojenik ekmeği yoktu. Çünkü hiçbir otel ketojenik ekmek yapmıyordu. Kötü bir alışkanlık edinmiş olan Esra son zamanlarda ne yazık ki hindistancevizi unu ile yapılan ekmek olmadan kahvaltıya oturmuyordu. Bu nedenle kendisi, bile bile tam tahıllı ve daha az zararlı olduğuna inandığı ekmeği yedi. Öğlene doğru kan şekeri yükselen ve hızla düşen Esra afalladı ve arkadaşlarının uzattığı, her zaman geri çevirdiği "sözde sağlıklı" kuru kayısıdan aldı. Kan şekeri daha da bozuldu, akşam ise kendini alkolün kollarına bırakmış halde buldu.

Sonuçta Esra bir haftalık iş seyahatinden verdiği 6 kiloyu geri almış, depresif ve inancını kaybetmiş olarak döndü.

Peki kim suçlu?

Ben değilim. Çünkü kitabın başından beri rutinlerden bahsediyorum. Besin seçimlerinde sürekliliğin önemli olduğunu ve doğru besini her zaman her yerde bulabileceğinizden söz ediyorum. Dolayısıyla hiçbir zaman "ketojenik ekmek", "eritrollü pasta", "uranyumlu avokado" gibi tariflerin sizi iyi kapıya çıkarmayacağını biliyorsunuz. İtiraf edin, bunu en az bir kez yaşadınız.

"Can, bir ömür brokoli kemirmekle geçer mi?" diye soranlara... Geçmez efendim geçmez. Kim dedi tatlıyı, böreği unutmanız gerektiğini. Sadece konu şu: Rutini bozma!

Rutini bozmadığın müddetçe hiçbir güç seni iyi beslemekten alıkoyamaz. Bayramda, seyranda, eğlencede ya da sırf canın istedi diye, istediğin şeyi yiyebilirsin. Tek bir şartım var: Kendini affet. Suçluluk duyma. Kötü bir şey yapmadın. Sadece o gün sırf istediğin için kötü beslendin ve bu rutinine geri dönmen için engel değil. İnsanlar bir gün kötü beslendiği için değil, kötü beslenmeyi alışkanlık haline getirdiği için hasta oluyor.

Araştırmalar beslenme düzenini oturtma aşamasında yaptığı hatalar için kendini suçlayan kişilerin, kendini affeden kişilere göre daha başarısız olduğunu söylüyor. Yani işin sırrı kendine güvenmekte ve affetmekte. Kitabın ilerleyen sayfalarında kaçamakla ilgili daha geniş bir açıklama yapacağım için bu konuyu tamamlanmamış olarak bir kenara bırakıyorum. Sonradan kendisiyle ilgileneceğiz.

Aşağıdaki listede ketofasting beslenmenin fazlarını ve tüketilebilecek besinleri görüyorsunuz. Şimdi listeye kısaca bir göz atın ve okumaya devam edin.

	FAZ I (ilk 30 gün)	FAZ II (30-90 gün)	FAZ III (90 gün ve ilerisi)
Tahıl	Yok	Yok	Yok
Baklagiller	Yok	Yok	Sınırlı olarak var (haftada 3 gün)
Süt ürünü	Yok	Sınırlı olarak var (haftada 2 gün)	Var
Meyve	Yok	Yok	Sınırlı olarak var (haftada 1 gün)
Sebzeler (yüksek karbonhidratı olan sebzeler hariç)	Var	Var	Var
Et ürünü ve yumurta	Var	Var	Var
Kaçamak hakkı	Yok	1 kere	Ayda 1

(Sınırlı tanımı günün bir öğününde, toplamda 20 gramdan fazla net karbonhidrat içermeyen büyüklükteki besinleri tarif eder.)

Ketofasting beslenmedeki amacımızı biliyorsunuz, metabolizma düzenleme, ortalama kan şekeri ve insülin salınımını düzenleme ve daha nicesi. Bu doğrultuda ketofasting beslenmeyi üç faza ayırıyorum.

Faz I - TANIŞMA (ilk 30 gün): Vücudunuzun ketozise girdiği ve alışmaya çalıştığı dönemdir. Enzimler tam oturmamış, değişikliğin sersemliğinin olduğu bu dönemde yapacağınız herhangi bir hata hemen eski düzene dönmenize sebep olur. Çünkü metabolizmanız hâlâ şeker arayışında ve bulduğu anda onu kullanacak, eski sistemi unutacak. Üstüne üstlük daha önce bahsettiğim aminoasitleri şekere çevirme durumu en çok bu dönemde görülüyor. Dolayısıyla yapılacak yegâne şey faz I için sabırlı olmak, proteini abartmamak ve sınırlı beslenmeyle süreci geçirmek. Çünkü temeli ne kadar kuvvetli yaparsanız binanız o kadar kuvvetli olur.

İlk otuz gün yani faz I'de bu sebeple içeriğinde süt şekeri bulunan yoğurt ve peynir dahil hiçbir süt ürününe izin yok. Meyve, tahıl ve baklagiller için düşüncelerimi tahmin edebiliyorsunuzdur (YOK TABİİ Kİ). Oldukça sade ve net bir beslenme oluşturmak için yağ, protein kaynağı olan et ürünü, yumurta ve sebzeler serbest. Kendinizi eğer bu dönemde dinlerseniz birçok alerjinizin geçtiğini, şişkinliğinizin azaldığını ve enerjik hissettiğinizi göreceksiniz.

Faz II (30-90 gün): Bedeninizin ketozise alışmaya başladığı bu dönem faz I'e göre oldukça rahattır. Çünkü artık metabolik yolaklar aktif olarak kullanılmaya başlanmış, beden keton üretimine ve kullanımına alışmış ve yeni bir sayfa açmıştır.

Biz de bu durumu değerlendirecek ve kan şekerinizi aşırı artırmayacak besin öğelerini diyete ekleyeceğiz. Faz I'in aksine Faz II'de tükettiğiniz besinin içerdiği karbonhidrat fazla olsa bile eğer sindirimi yavaşsa gün içinde makrolar dahilinde tüketilebilir. Süt ürünleri karbonhidrat içermesi ve yavaş sindirilmesi açısından bu tarife harfiyen uyuyor.

Dolayısıyla süt ürünlerini (mümkünse süt değil, süt ürünü; yani peynir, yoğurt ve kefir gibi) diyete makrolar dahilinde ekleyebiliriz. Kaçamak ile ilgili bu dönemde daha rahatız. Eğer her şey yolundaysa ve daha önce rutininizden hiç ödün vermediyseniz 30 ve 90. günler arasında 1 öğün kaçamak yapma hakkınız var. Kaçamak öğünü içerisinde istediğinizi yiyebilir, ardından rutin ketofasting beslenme tarzına dönebilirsiniz. Ama bilmenizi istiyorum, kan şekeriniz normalde dönüp metabolizmanız değiştiği bu zamanda kaçamak isteğiniz çok azalacak hatta hiç kalmayacak.

Faz III (90 gün ve sonrası): Ketozise tamamen adapte olduğunuz ve glikoz mekanizmasının artık iyice köreldiği bu dönemde amacımız sürdürülebilir bir yaşam oluşturmak; yani rutini oturtmak. Dolayısıyla ketozise konusundaki endişelerimiz daha az, çok daha rahatız ve muhtemelen geride kalan üç aylık sürede mevcut hastalığınızla ilgili büyük gelişmeler kaydettiniz. Artık makrolar dahilinde haftada üç gün baklagiller tüketmeye, bir gün ise meyve tüketmeye izniniz var. Ayrıca rahatlıkla süt ürünü (yine mümkünse süt değil, süt ürünü) tüketebilirsiniz. Tahıl için ise hiçbir zaman yeşil ışık yakmayacağımı bilmenizi isterim. İster siyez, ister karabuğday olsun hiçbiri uzun vadede rutin oluşturmaya ve sağlığınızı korumaya hizmet etmez. Burada unutulmaması gereken şey, serbest besinlerin artmasıyla beraber makroların değişmemiş olması. Yani baklagiller tüketseniz bile alabileceğiniz karbonhidrat sınırlı olduğu için dikkatli olmaya devam ediyoruz.

Kaçamak konusunda ise artık ayda bir kere bir öğün rahat kalmayı hak ettiniz.

Tavsiyem, hedefinize ulaşmadan veya hastalığınızı baskı altına alıp tedavinin gidiş hattını garantiye almadan faz III'e geçmemeniz.

Planlı kaçamak yapmak

Herkes benim kusursuz beslendiğimi sanıyor. Hatta beslenme konusunda önerilerde bulunan birçok kişi için aynı inanış var. Yakın zamanda ünlü bir meslektaşımızı lokantada absürt bir besin tüketirken gördüğünde halkımız şok olmuştu. Ama hayır, herkes gibi sizlerin ve bizlerin arada kaçamak yapmaya hakkı var.

Hatırlarsınız size ketofasting beslenme sürecinde kaçamak yapmak için hak tanıdım. Bu kesin yapılması gereken bir şey olmamakla beraber rutini bozmamak ve yaşam kalitesini artırmak amacıyla değerlendirilmesi gereken bir fırsat. Çünkü bir kutlama sırasında veya herkesin yemek yediği bir ortamda tavana bakmak pek hoş değil. Ayrıca arada sizin de ara vermeye hakkınız var.

Peki nasıl?

Hemen anlatayım. Biliyorsunuz, ketofasting beslenmenin fazlarını açıklarken kaçamak hakkınızı belirttim. İşte bu hakkınızı istediğiniz bir gün, o gün içinde istediğiniz bir öğüne, istediğiniz kadar, istediğiniz şeyden tüketerek kullanabiliyorsunuz.

Evet, evet. Yanlış duymadınız. Öğün içinde ne yiyebiliyorsanız sizindir, o öğün bittiğinde ya da masadan kalktığınızda artık kaçamak süreci de bitmiştir ve sonraki aya kadar artık rutininize dönmüşsünüzdür.

Bunu eskiden yayınlanan yarışma programlarına benzetiyorum. O yarışmalarda süreli market alışverişi yapılırdı. Konsept şöyleydi:

Kişiye belirli bir süre verilir ve o zaman dilimi içerisinde market içerisindeki istediği –genelde en pahalı şeyler olur– her şeyi alma ve kasaya götürüp bedava kazanma hakkı verilirdi. Aynı bizim kaçamak mantığımız gibi.. İstediğinizi, o öğün süresi ve sınırları içerisinde tüketin. İnanın hiç umurumda değil, hiç sorun değil!

Ketozisten çıkarsam ne olacak?

İster bilinçli, ister bilinçsiz yapın diyetinize dikkat etmediğiniz her saniye ketozisten çıkma riski taşırsınız. Ketozisten çıkmak demek bedeninizin yağ yakım modundan, şeker yakım moduna geçmesi ve beslenmenizle almak istediğiniz hedefe ulaşamamanız demek.

Bunu istemediğinizi biliyorum. Peki ne yapacaksınız?

Ketozisten çıkma riski açısından önemli bir dönüm noktası var. Bu dönüm noktası adaptasyondur.

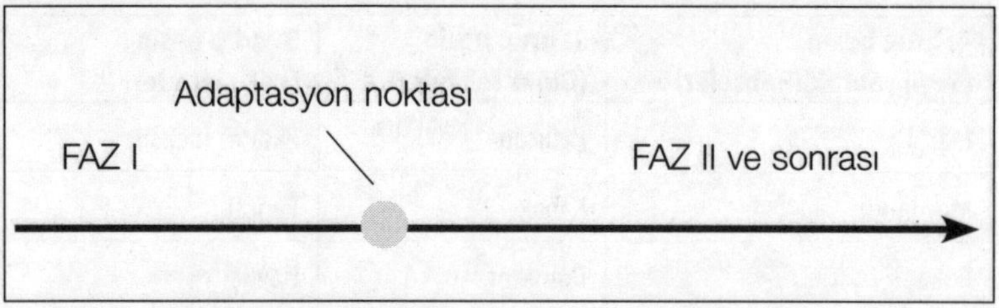

Süreci ketofasting'e başladığınız andan itibaren incelersek, bir noktada bedeniniz artık yağ metabolize etmeye adapte olur ve bu adaptasyon sayesinde kan ketonu 0,5 mmol/L'den aşağı düşse de diyetinize döndüğünüz ilk fırsatta (eğer uzun bir ara vermemişseniz) hızlı bir şekilde 0,5 mmol/L'nin üzerine çıkar.

Ama eğer ketofasting'e adapte değilseniz yani hâlâ faz I'i uyguluyorsanız o zaman ketozisten çıktığınız anda vücudunuz eski alışkanlıklarına döner ve şekeri metabolize etmeye başlar. Bu durum özellikle ketofasting beslenmeyi tedavi amacıyla kullananlar için ciddi bir duraklamadır.

Dolayısıyla ketozisten faz I sırasında (ilk ay içerisinde) çıkarsanız, geri dönmek için bir süre çaba harcamanız ve zorlanmanız olası. Adapte olduktan sonra ise her şey daha kolay olacak. İşte bu sebeple faz I içinde planlı veya plansız kaçamak önermiyorum, ardından ketozise dönüşünüz oldukça kolay olduğu için ufak kaçamaklar yapmanız mümkün.

Öğün oluşturma sanatı

Ketofasting beslenmeyle ilgili kalori, makro, tüketilmesi gereken besin öğeleri gibi ayrıntılara artık hâkimsiniz. Şimdi sıra tüketilmesi gereken besinleri kombine etmek ve ayrıntıları öğrenmekte.

Önce sebzelerle başlayalım. Aşağıdaki tabloyu incelemenizi istiyorum. Kendisi bize çok yardımcı olacak.

1. grup besin (Yeşil yapraklı sebzeler)	2. grup besin (Diğer sebzeler)	3. grup besin (Kök sebzeler)
Marul	Patlıcan	Patates (hepsi)
Maydanoz	Kabak	Pancar
Roka	Domates	Havuç
Ispanak	Salatalık	Enginar
Pazı	Biber (hepsi)	Kereviz
Kale	Brokoli	Turp
Lahana	Karnabahar	Patates
Dereotu	Avokado	
Tere	Soğan	
Kuzukulağı	Yeşil fasulye	
Pırasa	Taze bamya	
Ebegümeci	Karalahana	
Fesleğen	Sebze turşusu (kök sebze olmayan)	

Yukarıdaki grupta günlük hayatta kullandığınız sebzelerin neredeyse hepsi mevcut.

1. grup yeşil yapraklı yeşil sebzeleri ifade ediyor. Yaprak gördüyseniz ve tüketilebiliyorsa o sebze 1. gruba girmeye hak kazanmış demektir. Bu gruba çok iyi bakın, çünkü beslenmenizi onlar üzerine kuracaksınız. Hem lif, hem de mineral/vitamin bakımından zengin, ayrıca çok az karbonhidrat içeren 1. grup sebzeler her öğününüzde olmalı. İster çiğ olarak salata halinde, isterseniz pişmiş olarak yemek halinde.
2. grup ise kök sebzelerden daha az, ama yeşil yapraklı sebzelerden daha fazla karbonhidrat içeren ara grubu ifade ediyor. Eğer bir sebzeyi 1. ve 3. gruba dahil edemiyorsanız gönül rahatlığıyla 2. gruba dahil edebilirsiniz. Bu gruptaki besinleri mümkünse

günde bir kere yani bir öğünde tüketin. Çünkü 2. grubu her öğüne eklemek aşırı karbonhidrat almanıza sebep olabilir. Çoğu zaman zeytinyağlı veya etli hazırlanan bu sebzeler harika bir akşam yemeği seçeneğidir.

3. grup ise neredeyse hiç tüketmeyeceğiniz sebzeleri ifade ediyor. Ama tüketmek istiyorsanız makrolar dahilinde ketofasting faz II'den sonra yine günde bir öğün tüketebilirsiniz.

İkinci durağımız ise protein kaynakları, özellikle sporcular için önemli olan bu besin öğesini inceleyelim. Aşağıdaki tabloya göz atmanızı istiyorum.

4. grup besin (Kaliteli protein kaynağı)	**5. grup besin (İdame protein kaynağı)**	**6. grup besin (Kötü protein kaynağı)**
Kırmızı et (küçükbaş mümkünse genç hayvan - işlenmemiş)	Kasein/yumurta albümin (eğer sporcuysanız)	Whey (eğer sporcuysanız)
Balık (temiz denizlerden gelen, yüzeyde yaşayan ve küçük)		Baklagillerden gelen protein (özellikle mercimek)
Sakatat (kesinlikle genç ve uygun yetişmiş hayvanın)		
Yumurta (mümkünse organik ve gezen tavuk - genetiğiyle oynanmamış ırktan ve horozlu)		
Hindi (mümkünse organik)		
Tavuk (kesinlikle organik)		

Listede gördüğünüz üzere bakliyat haricindeki tüm protein kaynakları hayvansal kökenli. Bunun sebebini ise daha önceki bölümlerde anlatmıştım. Hayvansal kaynaklar tüm esansiyel aminoasitleri birlikte içerdiği için ihtiyacı karşılama adına çok daha işlevseldirler. Bu sayede protein alımı kısıtlı olan ketofasting beslenmede alınması gereken protein miktarı ve kalori yükü artmaz.

Aslında hayvansal kaynakları artırdığı için kötü görünse de tabloya geniş açıdan baktığınızda daha az protein ile daha kaliteli aminoasit alımı yapıldığı için protein ekonomisi sağlanmış olur.

Ayrıca dikkatinizi çekmek istediğim bir diğer nokta, besin öğeleriyle verilen parantezli bilgiler. Bunlar ağır metal, tarım ilacı kalıntısı ve antibiyotik maruziyetini minimuma indirmeniz için yapmanız gerekenleri nitelendiriyor. Yani hindi üretiminde çok fazla antibiyotik ve benzeri toksik madde kullanılmadığı için organik olması arzu edilirken, konu tavuk olunca mutlaka organik tercih etmek gerekiyor. Dolayısıyla diyetinizde var olan sınırlı proteini de dikkatli seçmek şart.

Üçüncü durağımız ise süt ürünleri. Biliyorsunuz, faz I'den sonra kullanabileceğimiz süt ürünleri toplumumuz için çok fazla şey ifade ediyor. Kültürümüzde peynirsiz veya yoğurtsuz bir gün yok, hatta kefir sözcüğünü "keyf" kökünden gelir, çünkü biz icat ettik!

Dolayısıyla süt ürünleri ciddi bir açıklamayı hak ediyor.

7. grup besin (Kaliteli süt ürünü)	8. grup besin (İdame süt ürünü)	9. grup besin (Tercih edilmemesi gereken süt ürünü)
Tereyağı (serbest otlamış tek bir hayvandan alınan mümkünse ghee –sade yağ– şeklinde)	Yoğurt (kesinlikle evde mayalanmış)	Süt (kesinlikle organik)
Krema (kesinlikle evde yapılmış)	Kefir (eğer mayasından eminseniz)	
Peynir (yüksek yağlı çeşitleri)		

Yukarıda gördüğünüz listede tereyağı, krema ve yüksek yağlı peynir tipleri kaliteli süt ürünü olarak nitelendirilmiş. Çünkü yağ oranı yüksek ve besleyici. Mayalı yoğurt ve kefir ise idame yani ara sıra tüketilecekler grubunda. Zira mayalama işlemi oldukça riskli ve içerisinde tam olarak hangi bakterinin ürediğini tahmin etmek zor. Bu sebeple evde mayalamıyorsanız bu ürünleri tercih etmeyin. Eğer evde mayalıyorsanız 8. grup besinler (idame süt ürünleri) tamamen masum değil. Çünkü hâlâ tereyağı, krema ve peynire göre daha çok karbonhidrat içeriyorlar ve kan şekerini düzensiz hale getirme konusunda oldukça yetenekliler.

Süt ise kesinlikle tercih edilmemesi gereken grupta. Sebep karbonhidrat içeriği ve hızlı sindirilmesi. Başka söze gerek var mı?

Meyve hakkında biraz kötü bir tablo çizmiş olabilirim. Bu konuda fikirlerim hâlâ değişmedi ama hayatın gerçekleriyle yüzleşmemiz gerek. Bir ömür meyvesiz yaşamak imkânsız ve mantıksız. Bu sebeple faz III itibariyle meyve tüketebilirsiniz. Aşağıdaki liste hangi meyveleri seçmeniz gerektiğiyle ilgili size yardım edecek.

10. grup besin (Tüketilebilecek meyveler)
Ahududu
Yabanmersini
Kızılcık
Çilek
Böğürtlen
Kuşüzümü
Karadut

Gördüğünüz üzere seçmemiz gereken meyvelerin neredeyse tamamı yaz mevsimine ait. Karbonhidratı az, antioksidan kapasitesi yüksek ve besleyici olan bu meyveleri kışın tüketmek istiyorsanız yaz mevsiminden hazırlık yapmalı ve dondurmalısınız. Eğer bu kitabı kış mevsiminde okumaya başladıysanız endişelenmeyin, zaten faz III'e ulaşmanız en az üç ay sürecek. Dolayısıyla ne zaman başlarsanız başlayın, bu meyvelerden bir veya birkaçını bulma, kurutma (tercih etmenizi tavsiye etmem), dondurma imkânına sahip olacaksınız. Eğer her şeye rağmen diğer meyvelerden tercih etmek istiyorsanız faz III'te olmak şartıyla miktarlara dikkat ederek tüketebilirsiniz.

Bakliyatlar için ise size bir tablo vermeyeceğim. Aşırı karbonhidrat içeriği, lektin ve fitik asit bulundurması sebebiyle diyetinizde ancak faz III'te tüketebileceğiniz bu besin grubunun iyi veya kötüsü yok. Sadece sınırlı tüketim sunduğum, aşırıya kaçmayan baklagiller alımı size zarar vermeyecektir.

11. grup besin (Tüketilebilir)	12. grup besin (Dikkat edilmeli)	13. grup besin (Uzak durulmalı)
Macadamia	Ceviz	Antepfıstığı
Pikan cevizi	Yerfıstığı	Kaju
Kabak çekirdeği	Fındık	
	Badem	
	Ayçekirdeği	

Kuruyemişler ise bir diğer önemli nokta. Çünkü ciddi miktarda yağ ve vitamin içeriyorlar. Bu özellikleriyle ketofasting beslenmeye göz kırpıyorlar. Ama maalesef, hiçbir kuruyemiş aslında tamamen serbest değildir. Yağ ve vitaminin yanında ciddi miktarda karbonhidrat içeren, lezzetli ve bu sebeple aşırı tüketime açık olan bu ürünleri aşağıdaki tabloya göre tüketmelisiniz.

14. grup besin (Tüketilebilir)	15. grup besin (Uzak durulmalı)
Sirke	Kola ve türevleri (şekerli/şekersiz)
Limon ve benzeri soslar	Nar ekşisi ve balzamik sirke
Mayonez	Ketçap, barbekü, ranch gibi isimler ile sunulan şeker ilaveli soslar
Hardal	Ayran (süt ürünlerinin kullanılmadığı faz I içerisinde)
Mineralli su (katkısız)	

Yukarıdaki tabloda gördüğünüz üzere sos, katkı ve lezzet katıcı diğer besinlerle birlikte içeceklerin bir kısmı da tüketilmemesi gerekenler grubunda. Biliyorum, birçok kişi tıpkı sigara gibi bu besinlere bağımlı. Çünkü içeriğinde bulunan "lezzet verici" öğeler aynı zamanda bağımlılık da yapıyor. Dolayısıyla şekersiz olsalar da bu besinleri tüketmemelisiniz. Zira içerisinde şeker olmaması bir maddenin insülin salınımını uyarmayacağı anlamına gelmiyor. Hatırlayacağınız üzere, azılı düşmanımız olan insülinle ilişkisi olan her şey gibi bu yapay ve zararlı besinleri de hayatımızdan çıkarmamız doğru olacaktır.

Faz II

Besin grubu	Karbonhidrat	Protein	Yağ	Diğer
İlk öğün	Peynir veya kuruyemiş (11. grup)	Yumurta veya 4. grup besin	Tereyağı veya zeytinyağı	1. grup sebze
İkinci öğün	2. grup sebze	4. grup besin	Tereyağı veya zeytinyağı	1. grup sebze

Faz II'nin faz I'den tek farkı, daha fazla karbonhidrat alabileceğiniz için süt ürünleri ekleyebiliyor oluşunuz. Dolayısıyla fazla açıklamaya gerek yok; faz I'deki beslenmenizin üzerine makrolara dikkat ederek (gün içindeki herhangi bir yere) süt ürünü ekleyebilirsiniz.

Örnek faz II öğünü (yaklaşık 1200 kalori):

Besin grubu	Karbonhidrat kaynağı	Protein kaynağı	Yağ kaynağı	Mikro besin kaynağı
İlk öğün (kahvaltı)	½ avuç ceviz	Kavurmalı 1 yumurtalı omlet	1 tatlı kaşığı tereyağı ve 1 yemek kaşığı zeytinyağı yanına birkaç adet zeytin	1 demet kuzukulağı, nane, kekik, maydanoz
İlk öğün (kahvaltı)	2 yemek kaşığı kabak çekirdeği	2 yumurtalı mantarlı omlet	2 yemek kaşığı zeytinyağı ve 1 yemek kaşığı tahin yanına birkaç adet zeytin	1 demet kuzukulağı, nane, kekik, maydanoz
İlk öğün (eğer öğle yemeği olacaksa)	2 dilim peynir	150 gram et ürünü	2 yemek kaşığı zeytinyağı	1 kâse ızgara kabak, patlıcan, biber
İkinci öğün	1 porsiyon ızgara balık yanına ızgara domates ve biber		3 yemek kaşığı zeytinyağı	Yeşil yapraklı sebzelerle yapılmış salata

İki farklı kahvaltı kombinasyonuna dikkatinizi çekmek istiyorum. İlk sıradaki kahvaltıda karbonhidrat kaynağı olarak ceviz varken ikincisinde kabak çekirdeği var. Anladığınız üzere ceviz daha fazla karbonhidrat içeriyor. İkinci kahvaltıda ceviz tüketmeyerek yaptığımız karbonhidrat kârını yumurtaya mantar ekleyerek kullandık.

Yani aslında her şey dengeleme esasına dayalı. Karbonhidratı eksik alırsanız diğer öğünlerde kâr eder ve farklı/lezzetli besinleri kullanma şansına erişebilirsiniz.

Son tavsiyem, keton seviyeniz yüksek değilse (1,5 ve altı) 7. grup süt ürünlerini tercih etmeniz. Çünkü 8. ve 9. grup süt ürünleri glisemik indeksi sebebiyle kan şekerinizi hızla yükselterek keton seviyesinin daha da düşmesine sebep olabilir.

Faz III

Besin grubu	Karbonhidrat	Protein	Yağ	Diğer
İlk öğün	Süt ürünü (7. ve 8. grup), kuruyemiş (11. grup) veya meyve (10. grup)	Yumurta veya 4. grup besin	Tereyağı veya zeytinyağı	1.veya 2. grup sebze
İkinci öğün	1. veya 2. grup sebze	4. grup besin	Tereyağı veya zeytinyağı	1. veya 2. grup sebze

Faz III ketofasting beslenmenin rahat tarafı. Hedefe ulaşmış ve ketofasting beslenmeyi yaşam tarzı haline getirmek isteyenler için ideal olan faz III'te makrolar dahilinde haftada 3 gün bakliyat, haftada 1 gün ise meyve yeme hakkınız var. Unutmayın, o hakkı kullanmamak size zarar vermez. Dolayısıyla "hak" ifadesi isteğe bağlı olarak tüketebileceğiniz besinleri gösteriyor.

Örnek faz III öğünü (yaklaşık 1200 kalori):

Besin grubu	Karbonhidrat kaynağı	Protein kaynağı	Yağ kaynağı	Mikro besin kaynağı
İlk öğün (kahvaltı)	1 dilim hindistancevizi unu ya da badem unu ekmeği	1 yumurtalı kaşarlı omlet	1 tatlı kaşığı tereyağı ve 2 yemek kaşığı zeytinyağı yanına birkaç adet zeytin	1 demet kuzukulağı, nane, kekik, maydanoz birkaç adet ahududu ya da yabanmersini
İlk öğün (kahvaltı)	1 yemek kaşığı ahududu ve yarım muz	2 haşlanmış yumurta	1 avokado üzerine 1 yemek kaşığı zeytinyağı yanına birkaç adet zeytin	1 demet kuzukulağı, nane, kekik, maydanoz
İlk öğün (eğer öğle yemeği olacaksa)	2 yemek kaşığı yoğurt	150 gram et ürünü	2 yemek kaşığı zeytinyağı	1 kâse ızgara kabak, patlıcan, biber
İkinci öğün	1 kâse etli sebze yemeği üzerine 1 yemek kaşığı bakliyat		1 yemek kaşığı tahin ve 1 yemek kaşığı zeytinyağı	1 kâse 1. grup sebze ile yapılmış salata üzerine 1 yemek kaşığı karışık kuruyemiş

Ne kadar su içmeliyim?

Ketofasting beslenme sıvı kaybını artırıyor. Bu konuyla ilgili daha önce geniş bir açıklama yapmış ve sizi uyarmıştım. Dolayısıyla sıvı kaybını tamamlamak alışılmış diğer tüm beslenme stillerinde olduğundan daha önemli. Ama şu "Su içmezsen böbreklerin çalışmaz" ya da "Su içmezsen metabolizman çalışmaz" gibi kaba düşünceleri ve tekdüze fikirleri geçmek istiyorum. Sizi korkutmanın hiçbir faydası olmadığını biliyorum.

Asıl önemli nokta, ne kadar su içmeniz gerektiğini tam olarak öğrenmeniz. Çünkü birçok insan sürekli söylenen ve bence hiç inandırıcı olmayan "günde 8 bardak" gibi ölçütleri önemsemiyor. Önemsese bile bu önerilerin inandırıcılığı konusunda büyük sorunlarımız var. Değişen mevsim, yaş, boy, kilo ve egzersize rağmen herkes için "8 bardak" mı?

Yok canım, daha neler!

Ayrıca ilk birkaç gün bardak takip etmek keyifken sonraki günler bir "angarya" oluyor. Dolayısıyla 8 bardak konusunu geçtik. Ama bardak saymayı bıraktıktan sonra birçok kişi sıvı alımı konusunda zihnine güvenmeye başlıyor ve susadıkça sıvı almaya çalışıyor. Tahmin edeceğiniz üzere bu da yanlış. Özellikle ileri yaşlarda hasar gören ve yeterince iyi çalışmayan susama merkezi kişinin ihtiyaçlarını karşılamayabilir.

Açlık birçok farklı beyin bölgesinden kontrol edilir. Hipotalamus (beyinde bulunan bir bölgenin adı) ise açlığın kontrolündeki önemli merkezlerden biri. Ama önemli bir ayrıntı daha var; susama merkezi de hipotalamustadır. Açlık ve susama kontrolünün çok küçük bir alandaki sinir ağı tarafından kontrol edilmesi önemli bir sorun oluşturur. Yansıyan uyarı!
Yani susama sinyali geldiğinde uyarılan sinir hücrelerinin komşuluğundaki diğer hücreler de istemeden uyarılır. Bu durum susadığınızda aç hissetmenize neden olur.
Aynı şekilde yemek yerken hissedilen aşırı su içme isteği de beyindeki bahsettiğim komşuluk sebebiyle oluşur. Dolayısıyla acıktığınızda iyi düşünün, susadınız mı yoksa gerçekten aç mısınız?
Hatalı hareketi önlemek için yapmanız gereken, önce su içmeniz ve en az bir saat sabretmeniz olacaktır.

Peki gerçek sıvı ihtiyacınızın farkında mısınız? Bence değilsiniz, çünkü ölçmeyi bilmiyorsunuz ve size gerçek "tıbbi" ölçütlerden bahsetmem gerekiyor. Böylece ne kadar su içeceğinizi daha doğru tayin edeceksiniz.

Örneğimiz yoğun bakım! Çünkü yoğun bakımdaki hastaların sıvı dengesi çok önemlidir ve ihtiyaçlarından bahsedemedikleri için ne kadar sıvı alacaklarına hekim karar verir. Tabii ki kriter "günde 8 bardak serum" değil, idrar çıkışı!

Yeterli sıvı alan bireyler –eğer böbrek hastalığı yoksa– bu sıvıyı çıkartırlar. Eğer iyi bir sıvı alımı sağlanıyorsa, kişinin çıkarttığı idrar açık renk hatta renksiz olur. Çünkü böbrekler kana salınmış atıkları sıvı kaybını göz önünde bulundurmadan ve yoğunlaştırmadan atabilir.

Anlamamış olabilirsiniz. Dolayısıyla biraz da böbreklere değinmem gerekiyor.

Böbrekleriniz sıvı tüketimine ve ihtiyacına bağlı idrar çıkışını değiştirir. Eğer yeterli sıvı alıyorsanız kan içindeki atıkları bol sıvıyla beraber atabilir. Eğer yeterli sıvı almıyorsanız atıkları idrara süzdükten sonra sıvı kaybını azaltmak için bir miktar suyu geri emer ve idrarı yoğunlaştırır.

Bu durumda yeterli sıvı alan kişilerin idrarı açık renk hatta renksiz ve kokusuz olur. Yetersiz sıvı alan bireyler ise koyu renk ve kokulu idrar çıkartırlar.

Dolayısıyla ne kadar su içmeniz gerektiği bilgisi de böbreklerinizde. Eğer idrarınız renksiz ve kokusuz ise yeterince sıvı alıyorsunuz demektir. Ama idrarınız renkli ve kokuluysa (özellikle sabah) bu gün içinde yeterli sıvı tüketmiyorsunuz anlamına gelir. İsterseniz 10 litre su için, idrarınız koyu sarı renkli ve kokulu ise o miktar size yetmiyor demektir.

Ama illa ki kendinize hedef koymak istiyorsanız 3 litre yani 12 bardakla su içmeye başlayın ve idrarınızın durumu optimal olana kadar (renksiz ve kokusuz) her gün 500 ml artırın. İdeal rakama ulaştığınızda farkı hissedeceksiniz.

Yemekten önce su içip iştahı kapama efsanesi hakkında da konuşmak istiyorum. Bu tip basit önerilerin her zaman tehlikeli olduğu bir gerçek. Çünkü sebebe değil sonuca yönelikler ve çoğu zaman bir yeri tamir ederken diğer tarafı bozuyorlar.

Yemekten önce su içmekte mideyi doldurarak açlığı azaltırken diğer taraftan mide asidinin yoğunluğunu azaltır ve sindirimi zorlaştırır. Dolayısıyla çok yemenizin sebebini aramadan, az yemek için beslenmeden önce mideyi doldurmak çok beyhude bir hareket.

Şimdi bir dakika, aklınızda kocaman bir soru var, çünkü az önce kendimle çeliştim. Çünkü yemekten önce su içmeyi tavsiye etmiştim, zira açlık isteği ile susama birbirine karışabiliyordu. Ama fark ettiyseniz az önce de yemek öncesi su içmemenizi önerdim.

Peki şimdi ne yapacaksınız?

Çözüm çok basit, eğer belirlediğiniz öğün yaklaşıyor ve aç hissediyorsanız su içmeyerek mide asidinin yoğunlaşmasını bekleyecek, eğer öğün dışında acıktıysanız önce su içecek, ardından açlığınızın geçmesini bekleyeceksiniz.

Kaç kilo olmalıyım?

Estetik kaygısı insanlığın başından beri önemli bir konu. Son dönemlerde ise bu konu abartılı hale geldi ve herkesi yönlendirmeye başladı. Artık kilo algısında da ciddi bir dengesizlik mevcut. Sıfır beden mankenler, karın kası olan erkekler ve niceleri...

Sizce zayıf olmak her zaman sağlıklı ve iyi mi?

Cevabımı duyan birçok insan şaşırıyor. Çünkü ben her yaşta vücut kitle indeksi normları içerisinde kalmayı önermiyorum. Öncelikle size kendi vücut kitle indeksi skalamdan bahsedeyim. Ardından nedenlere geçeceğim.

Yaş	Optimal vücut kitle indeksi aralığı
18-45	18,5-24,9
46-60	19,5-25,9
60-80	22-26
80+	23-26

Gördüğünüz üzere yaşla birlikte iki faktör değişiyor. İlki optimal vücut kitle indeksi aralığı. Yani alt ve üst sınır arasındaki fark, yaşın artmasıyla birlikte azalıyor. İkincisi ise optimal vücut kitle indeksinin alt ve üst sınırları. Fark ettiyseniz yaş arttıkça istediğim ortalama kilo artıyor.

Peki neden?

Öncelikle şunu bilmenizi istiyorum: Yaş ilerledikçe hastalık riski artıyor. Bu hastalıkların başını ise kanser, kalp-damar hastalığı ve enfeksiyonlar çekiyor. Bahsettiğim üç hastalık grubu da kişinin uzun süre hareketi kısıtlanmış olarak, çoğu zaman hastanede ve bakıma muhtaç bir şekilde yaşamasına neden oluyor.

Bu durum tek bir sonuç oluşturmakta. AÇLIK!

Kemoterapi alan yüzlerce hastanın beslenmesini takip ettim, enfeksiyon ile boğuşan onlarca hasta gördüm ve diğer tüm kronik hastalıklarda bir şey keşfettim. Çoğu zaman ölüm sebebi aynı! Zayıflık ve bağışıklık sisteminin tükenmesi.

Uzun süre kemoterapi alan hastalarım beslenmekte zorlandılar, enfeksiyon sebebiyle birçok yaşlı hasta hızlı bir şekilde kilo kaybetti ve kronik hastalıklarda uzun vadede kaybedilen vücut ağırlığı inanılmaz boyutlara ulaştı. Sonuç ise her zaman aynıydı, çoklu organ yetmezliği, daha kötü kronik enfeksiyonlar ve bağışıklık sisteminin zayıflaması. Tüm bunların sebebi ise aynı; vücudun enerji kaynaklarının tükenmesi!

Çünkü enerjiyi alamayan ve deposu tükenen metabolizma hayati organları besleyebilmek için tüm fonksiyonlarını kısıtlar. Kısıtlanan fonksiyonlar ise çoğu zaman ölüme sebebiyet verir.

Yaklaşık 200 bin kişi üzerinde yapılan bir araştırmada 65 yaş üzeri kişilerde vücut kitle indeksinin 23'ten aşağıda olmasının ölüm riskini artırdığı gösterilmiştir.[46]

Bunu yoğun bakımda hastası olan veya yatağa bağımlı birine bakan kişiler çok daha iyi anlayacaklardır. Zira söz konusu hastalar günden güne erirler ve eridikçe yaşam fonksiyonları daha da bozulur.

İsterseniz basit bir deney yapalım. Bir dakika durun ve hastalıkla boğuşan, ölmek üzere olan birini düşünün. Muhtemelen aklınızda canlanan karakter iğneden ipliğe dönmüş, kemikleri sayılan ve yüzü çökmüş, elmacıkkemikleri çıkmış bir birey olacak.

İşte tüm bu sebeplerle hiçbir zaman –özellikle de ileri yaşlarda– normal vücut kitle indeksini kullanmayı yeğlemedim. Her zaman acil durumlar (hastalıklar) için fazladan enerji deposu olmasını istedim ve bunu hastalarımda savundum. Tabii ki bireyin ortalama kilosunu artırmaya engel bir hastalığı yoksa.

46. https://doi.org/10.3945/ajcn.113.068122
http://journals.sagepub.com/doi/abs/10.1177/0898264311408419

Bu şekilde kronik hastalığa bağlı ölüm riskini azaltmak mümkün. Ayrıca bir diğer konu, kilonun metabolik parametrelere etkisi.

Yaşınız kaç, kilonuz ne olursa olsun kan değerleriniz çoğu zaman ne kadar sağlıklı olduğunuzu anlatır. Dolayısıyla düşük kiloya sahip ama açlık insülin düzeyi yüksek bir kişi için "sağlıklı" demek ne kadar mantıklı değilse, yüksek kiloya sahip ileri yaş bir bireyin hiçbir sonucuna bakmadan "zayıfla" demek de o kadar mantıksızdır.

Yani "Kaç kilo olmalıyım?" sorusu da sadece vücut kitle indeksine bağlı değildir. Ama gerçekten sayılara önem veriyorsanız, alışılmış kılavuzların tüm yaşları bir tutan önerilerine değil de benim modifiye ettiğim tabloya göre kilonuzu belirlemeniz çok daha mantıklı olacaktır. Özellikle bu tablo ileri yaşlarda hayatınızı kurtarabilir.

Keto tamam, peki fasting? İşte diğer parça!

Açlık, açlık ve açlık... Sürekli bahsettiğim açlık uygulamasına geldi sıra. Şimdi ketojenik diyetin hep merak edilen tamamlayıcısını öğreneceğiz.

O zaman açlık tanımıyla başlayalım, uygulama seçeneklerine geçelim ve durumu değerlendirip nasıl rutine koyacağımızı düşünelim.

İşte tanım: Fasting yani açlık uygulaması günün belli bir kısmını tok, kalan kısmını ise beslenmeden "aç" geçirme olarak nitelendirilir. Şimdi aklınıza beslenmeden ne kastettiğim sorusu geliyor, biliyorum. Cevabım çok basit, beslenme kalori girişi demek. En basit ve kalorisiz gördüğünüz salatalıktan, limon sıkılmış suya kadar her şey kalori içerir. Dolayısıyla su, çay ve kahve gibi kalorisiz/katkısız içecekler harici başka dostumuz yok.

Aklınıza gelen ikinci soru ise muhtemelen ne kadar aç kalacağınızla ilgili. Çünkü "açlık" denildiğinde insanların kafasında canlanan şey karnını tutarak kıvranan, halsiz ve bir deri bir kemik kişi figürü.

Hayır! Kafanızda canlandırdığınız o karakteri rafa kaldırın. Doğru sürelerde ve düzenli aç kalan insanların gözlerinin içi güler, teni parlar ve mutludur. Buradaki konu ise sadece doğru süre.

Hedefim aralıklı açlık seanslarının en az 12, en fazla 24 saat sürmesi. Yani günün herhangi iki saatinde beslenerek en az 12 saat aç kalabilir ya da günde bir kere beslenerek 24 saat açlık yapabilirsiniz. 12 ile 24 saat arası açlık uygulaması için ise öğünlerin saatlerini düzenlemek yeterli.

Son kriter ise öğünlerin konumlandırılması. Beslenme tarzları konusuyla ilgileniyorsanız, son zamanlarda "sirkadiyen beslenme" tanımını duymuş olmalısınız. Bu beslenme tarzı bedenin ritmi (biyolojik saat) yani gece/gündüz arasındaki dengeyi kullanarak beslenme planını oluşturmaya dayalı. Kabaca sirkadiyen beslenme ile hava aydınlandıktan sonra beslenmeye başlıyor, gecenin olması yani havanın kararmasıyla beslenmeyi bırakıyorsunuz. Harika bir öneri. Kulağa çok mantıklı geliyor. Çünkü doğamıza uygun. Yani bedenin aktif olduğu ve sindirimin en kuvvetli olduğu saatlerde beslenerek sindiriyor ve bedenin dinlenmeye başladığı saatlerde kalori alımını kesiyoruz.

Burada asıl önemli olan, "Yoğun tempolu şehir hayatında bunu ne kadar uygulayabileceğiz?" sorusu. Keşke uygulayabilsek... Ama hiç de kolay değil...

Peki ne yapacağız?

Öncelikle rutin meselesini hatırlayın. Hayatımız değiştiremeyeceğimiz belirli kurallar sınırında şekillenmiştir. Dolayısıyla beslenmeyi bu kurallar çerçevesinde olabildiğince iyi şekilde konumlandırmalıyız.

İşte burada benim çözümüm ise gün içerisinde iki öğün tüketmenizdir. Öğünlerden birini geç sabah ya da öğle, diğerini ise eve girdikten sonra mümkün olan en kısa sürede yapmanız ketofasting için yeterlidir.

Ama belirli özel durumlar var. Onları açıklamak isterim.

Yeterli kalori alımı: Aralıklı oruç sırasında insanların halsiz kaldığından şikâyet ettiklerini görüyorum. Bu durum açlık uygulaması ile özellikle kültürümüzden oldukça farklı besinler içeren ketojenik diyetle birleştiğinde ciddi bir hal alıyor. Sebep ise yetersiz kalori alımı. Çünkü insanlar sürekli beslenemiyor ve mevcut "lezzetli ve kötü" besinlerin hiçbirini tercih edemiyorlar. Bu durum kalori ihtiyacının tamamlanamaması anlamına geliyor. Eğer siz de böyle bir durum içerisinde kaldıysanız açlık süresine takılmadan önce iki öğüne adapte olmaya çalışın, ardından yaptığınız iki öğün arasını daraltarak aç kalma sürenizi optimal olan 16-18 saate çekin. Saat sınırını bir anda yakalamanız zor olabilir. Unutmayın, mükemmel olmak zorunda değilsiniz, hele de konu beslenme ise.

Antrenman rutini: Oruç uygulamasında en büyük sorun yoğun egzersiz temposuna göre öğünleri konumlandırmak oluyor. Burada tavsiyem eğer ekstra öğün koymayacaksanız antrenmandan hemen sonrası için bir ana öğünü denk getirmenizdir. Konuyla ilgili daha ayrıntılı açıklamayı egzersiz ve ketofasting ilişkisini açıkladığım bölümde göreceksiniz.

Tokluk periyodunda atıştırma: Aralıklı oruç prensibinde gün ikiye ayrılır: Açlık ve tokluk penceresi. Gün içerisinde ilk öğünden ikinci öğüne kadar olan süre tokluk penceresi olarak tanımlanıyor ve bu süre içerisinde besin tüketiminin serbest olduğu nitelendiriliyor. Evet, bu doğru bir bilgi ama ketofasting beslenmede bu pek sevdiğimiz bir şey değil. Çünkü hatırladığınız üzere ne kadar çok besin girişi bedeninizi o kadar fazla yormak demek. Eğer özel bir durumunuz yoksa, ben tokluk ve açlık penceresi gibi tanımları yapmadan gün içinde iki öğün tüketmenizi öneririm. Tek farkımız biz tokluk penceresinde öğün yerine kalori içeren içecekleri kabul ediyoruz.

Yani ilk öğünden sonra hindistancevizi yağı ile kahve, limonlu su veya benzeri kalori içeren, açlık periyodunda alınamayacak öğeleri ikinci öğüne kadar tüketebiliriz. İkinci öğünden sonra ise bir sonraki günün ilk öğününe kadar su dışında kalori içeren katı ve sıvı bir besin tüketmiyoruz. (Açlık periyodunda besin desteği ve MCT yağ asidi alımına ileride değineceğim.)

Bana sık sorulan bir diğer soru ise ne kadar aç kalınması gerektiğiyle ilgili. Evet, bu güzel bir soru ama ne yazık ki net bir cevabı yok. Çünkü tiroit sağlığından, böbreküstü bezinin ne kadar iyi çalıştığına kadar birçok faktör bu sorunun cevabını değiştirir.

Ama önerim, ilk haftalarda 12 saatle başlamak, her hafta 2'şer saat artırarak açlık süresini 16-18 saatlik aralıkta tutmak.

Tabii bu süreleri her zaman aynı saatlerde tutturmak pek mümkün olmuyor. Erken uyanıp seyahate çıkmanız gereken durumlardan, düzeninizin değiştiği veya misafirliğe gittiğiniz günlere kadar pek çok münferit durumla karşılaşacaksınız.

Bu tip olaylar kesinlikle moralinizi bozmasın. Unutmayın, her zaman planımız rutini korumak ve burada rutinimiz günde iki öğün.

Yani o gün erken uçağa binip gün boyu ayakta olacağınız için normalde yapmadığınız kahvaltıyı evde yapıp çıkabilir, öğle yemeğini uçakta tüketerek akşam otele gittiğinizde her zaman yediğiniz akşamı atlayabilirsiniz. Ya da bir gün çıkacağınız akşam yemeği için normalde olduğundan birkaç saat geç beslenebilirsiniz.

Bu durum ne değiştirir? Cevabım "HİÇBİR ŞEY" olacak. Çünkü münferit olaylar bizim rutinimizi bozamaz. Sonraki gün rutininize dönüyorsanız ve o gün iki öğün yapıyorsanız varsın saatler biraz kaysın ya da o gün biraz daha az aç kalın.

Ne olur bundan yahu?

Uygulamaya geç

Hadi artık biraz uygulama yapalım. Bunun için iki hayali karaktere ihtiyacımız var. Kahramanlarımız Nesrin Hanım ve Necmi Bey. Her ikisi de ketofasting yapmak istiyorlar ve sizin gibi işe koyuldular. Ben de kendilerine yardım edeceğim.

Siz de süreci görerek aynı adımları takip edebilirsiniz.

İlk adım: ANALİZ ve AMAÇ: Nesrin Hanım ve Necmi Bey beslenmeye uygun olduklarını düşündüler. Bunun için ketofasting yapmayı engelleyen herhangi bir durum olmadığını doğruladılar. Ardından ketofasting beslenmeye geçmek için bir amaç belirlediler.

Nesrin Hanım insülin direncini yenmek ve kilo verme amacıyla ketofasting beslenmeye geçerken, Necmi Bey ailesinde Alzheimer olduğu ve kendisi de Alzheimer olmaktan korktuğu için ketofasting beslenmeyi tercih etti.

İkinci adım: HAZIRLIK: Beslenmelerini düzenlemek için kalori ve makro dengesini hesaplamaya ihtiyaç duyuyorlar. Bunun için rutin bir haftada tüm yediklerini, içtiklerini yazdılar. O hafta boyunca

Necmi bey kilo değişimi yaşamazken, Nesrin Hanım 500 gram aldığını tespit etti.

Hafta boyunca tükettikleri kalorinin toplamını 7'ye bölen Nesrin Hanım ve Necmi Bey şöyle sonuçlar buldular:

Necmi Bey: Ortalama günlük 2.500 kalori (hafta boyunca aldığı toplam kalori miktarı 17.500)

Nesrin Hanım: Ortalama günlük 1.900 kalori (hafta boyunca aldıkları toplam kalori miktarı 13.300)

Şimdi amaca yönelik hedef kaloriyi bulmamız gerekiyor. Necmi Bey normal kilolu olduğu için koruma amacıyla kalori hedefini 2.500 kalori koydu. Çünkü bir hafta boyunca rutinde 2.500 kalori alarak kilo değişimi yaşamıyor.

Nesrin Hanım ise bir hafta boyunca 500 gram yağ kütlesi almış. Bu 500 gram yaklaşık 4.500 kalori yapar. Fazla alınan 4.500 kaloriyi haftalık toplam kaloriden çıkartırsak 13.300 – 4.500 = 8.800 kalori yapıyor. Bu kalori miktarını gün sayısına bölersek 1.250 kalori sonucuyla karşılaşıyoruz. Yani Nesrin Hanım'ın kilo korumak için alması gereken kalori miktarı 1.250. Ama amacımız kilo kaybı ve insülin direncini kırmak olduğu için bu kaloriyi 900 kaloriye çekiyoruz.

Unutmayın, ortalama erişkin bir insan için alınması gereken en düşük kalori 800-1.000'dir. Bu miktarın altına inmek malnütrisyon yani "eksik beslenme" oluşturabilir.

Hesaplama tablosunu tekrar hatırlatmamda fayda var.

Eğer hafta boyunca kilonuz aynı kalmışsa	**Hafta boyunca aldığınız kalori / 7**
Eğer hafta boyunca kilonuz azalmışsa	**(Hafta boyunca aldığınız kalori + verdiğiniz kilo [kg cinsinden] x 9.000) / 7**
Eğer hafta boyunca kilonuz artmışsa	**(Hafta boyunca aldığınız kalori – aldığınız kilo [kg cinsinden] x 9.000) / 7**

Üçüncü adım: MAKRO HESAPLAMA

Nesrin Hanım 55 kg, Necmi Bey ise 75 kg. Her ikisi için ilk adımımız protein hesaplamak oluyor. Çok hafif egzersiz yaptıkları için protein alımını Nesrin Hanım için 0,6 ile, Necmi Bey için 0,8 ile çarpıyoruz. Nesrin Hanım günlük 33 gram, Necmi Bey ise 60 gram protein almalı.

Necmi Bey için 60 gram protein 240 kalori demek. Ayrıca günlük 30 gram net karbonhidrat alımı düşünürsek 120 kalori de karbonhidratlardan gelir. Necmi Bey için protein ve karbonhidrattan gelen kalori miktarı 360 olarak hesaplandı. Toplam 2.500 hedefinden 360 kaloriyi çıkartırsak 2.140 yapar.

2.140 kaloriyi yağlardan alması gereken Necmi Bey'in yağ hedefi 2.140 / 9 = 238 gram oluyor.

İşlemi doğrulama amacıyla son bir hamlemiz var. O da yağ (gram) / protein (gram) + karbonhidrat (gram) oranını 1 ve üstünde tutmak. Bunun için 238 / 60 + 30 yapıyoruz ve sonucun 2'den çok fazla olduğunu görüyoruz.

O zaman yapacağımız şey başa dönmek ve protein alımını artırmak. 60 gram protein yerine Necmi Bey için 100 gram protein vermeyi deneyelim.

400 kalori proteinden, 120 kalori karbonhidrattan geliyor ve yağlar için kalori miktarı 1.980 oluyor. Bu sefer 220 gram yağ yapıyor. 220 / 100 + 30 oranı 1 küsurlu rakamlara ulaştı.

Her zaman dengeli bir sistem oluşturmak için yağ (gram) / protein (gram) + karbonhidrat (gram) oranını 2'den düşük tutmak, mümkün mertebe özel bir hastalığı yoksa (epilepsi, kanser ve benzeri) 1'e çekmek isteriz.

Dengeyi bu şekilde bırakabiliriz.

Yani Necmi Bey için hesaplanan makrolar 100 gram protein, 30 gram karbonhidrat ve 220 gram yağ.

Gelelim Nesrin Hanım'a. Kendisi için 33 gram protein alımı belirledik ve Necmi Bey gibi 30 gram karbonhidrat önerdik.

33 gram protein için 132 kalori, 30 gram karbonhidrat için 120 kalori alan Nesrin Hanım toplamda 252 kalori hesapladı. Yağ miktarını bulmak için hedef kalori düzeyi olan 900 kaloriden 252 çıkarttığımızda 648 kalori buluyoruz. 648 / 9 işlemi ile 72 gram yağ ala-

cağını hesaplayan Nesrin Hanım'ın makrolarını doğrulayalım.

Yağ / protein + karbonhidrat işleminde 72 / 33 + 30 ile 1'den büyük bir sayı buluyoruz ve işlemi onaylıyoruz.

O zaman Nesrin Hanım için 33 gram protein, 30 gram karbonhidrat ve 72 gram yağ hesapladık.

Artık hedefi, kaloriyi ve makroyu biliyoruz. O zaman öğünleri oluşturmaya başlayalım.

Dördüncü adım: ÖĞÜN OLUŞTURMA: Nesrin Hanım ve Necmi Bey ketofasting uygulamaya faz I ile başlıyorlar. Dolayısıyla oldukça kısıtlı bir ay onları bekliyor.

Özellikle Nesrin Hanım'ın faz I ile başlaması çok önemli. Çünkü kendisinin insülin direnci var ve kan insülin düzeyi yüksek. Yani ketozise girmesi çok zor. Üzerine bir de karbonhidrat uyarısı yaparsak kendisi hiç ketozise giremeyebilir.

Necmi Bey ise koruyucu olarak uzun vadeli ketofasting uygulaması yapacağı için daha ılımlı ve rahat olabilir. Bu noktada Nesrin Hanım'ın özellikle faz I'de yeşil yapraklı sebzelere daha çok yüklenmesi ve yağ miktarını hiç eksik bırakmaması gerek.

Beşinci adım: ÖLÇÜM: Nesrin Hanım ve Necmi Bey için zorlu bir hafta bitti ve kan keton seviyelerini ölçerek glikoz/keton indeksini hesaplama vakti geldi.

Necmi Bey'in sabah açlık kan şekeri 76 mg/dl, kan keton seviyesi 5,2 mmol/L bulundu. 76 / 18 = 4,2 mmol/L (kan şekeri)

Glikoz/keton indeksi 4,2 / 5,2 = 0,8 bulundu. Koruyucu hekimlik için glikoz keton indeksi 3'ten az olsun istiyorduk. Ama Necmi Bey biraz abartmış. Çünkü hem keton seviyesi yüksek hem de glikoz/keton indeksi çok çok düşük. Bu ağır ve gereksiz bir ketozis demek. Yapacağımız şey ise çok basit. Biraz daha karbonhidrat eklemek.

Yapacağımız şey öğün 1'de olan 2 kâse 1. grup sebzeyi değiştirmek ve 1 kâse 1. grup, 1 kâse 2. grup yaparak karbonhidratı biraz artırmak. İşte bu kadar basit.

Nesrin Hanım'ın sabah açlık kan şekeri 88 mg/dl, kan keton seviyesi ise 0,7 mmol/L bulundu. 88 / 18 = 4,8 mmol/L (kan şekeri)

Glikoz/keton indeksi 4,8 / 0,7 = 6,8 bulundu. İnsülin direnci ve tip 2 diyabet için istenilen oran 1,5'tan düşüktür. Dolayısıyla makrolarda değişiklik yapmamız gerekiyor.

33 gram protein, 15 gram karbonhidrat ve 80 gram yağla tekrar düzenleme yapıyor ve glikoz/keton indeksini düşürmeye çalışıyoruz. Çünkü ketonu artırmak için metabolik tahterevallide yağ tarafını daha ağır bastırmamız gerek.

İşte bu kadar. Artık geriye makrolarla oynayıp doğru kan keton seviyesi, glikoz/keton indeksini bulmak kalıyor.

Zor mu? Kesinlikle hayır!

ADIM	YAPILMASI GEREKENLER
1. adım: Hedef belirleme	Ketofasting ile kısa ve uzun vadede ulaşmak istediğiniz hedefleri belirleyin.
2. adım: Kalori hedefini hesapla	Bir hafta boyunca aldığınız toplam kaloriyi hesaplayın ve kilo değişiminizi kaydedin. Böylece hedefinize ulaşmak için uygun kaloriyi bulabilirsiniz.
3. adım: Makroları hesapla	Önce protein, sonra karbonhidrat ve en son yağ için ayırdığınız makroyu bulun. Metabolik tahterevalli ile makrolarınızı doğrulayın.
4. adım: Ölçüm	Makrolarınızı doğru şekilde aldığınız bir hafta sonrasında kan şekeri ve keton seviyenizi ölçün. Glikoz/keton indeksi ve keton değerine göre ince ayarlamayı yapın.
5. adım: Devam edin	Beslenmenizi düzenledikten ve ince ayar yaptıktan sonra uygulamaya devam edin.

Ketofasting beslenme ne kadar süre yapılabilir?

Ketofasting için kitabın birçok yerinde "diyet" nitelendirmesi yaptık. Ama aslında diyet nitelendirmesi sizin anladığınızın çok dışında. Çünkü diyet, isim olarak kullanıldığında beslenme alışkanlığını temsil eder.

Yani ketofasting diyet dediğimizde, aslında ketofasting beslenme alışkanlığı demek istiyoruz.

Peki ketofasting diyet, gerçekten bir ömür boyu uygulanabilir mi? Cevabım evet, ama birkaç uyarım ve şartım var.

Biliyorsunuz, ketofasting beslenme yağ ağırlıklı beslenmenizi, gün içinde belli bir süre aç kalmanızı ve karbonhidratı kısıtlamanızı istiyor. Bu noktada amacımız kan ketonunu artırmak ve olumlu metabolik etkileri sağlamak.

Sürdürülebilirlik konusunda işte bu noktada önemli ayrıntılar karşımıza çıkıyor. İşte sorularımız:

1. Kan ketonu ne düzeyde?
2. Hangi besinleri kısıtlı alıyorsun, hangilerini hiç tüketmiyorsun?
3. Kilo kaybın var mı?
4. Halsiz, yorgun ve mutsuz musun?

Bu sorular genel olarak beslenmenin hayatınıza yansıması olarak değerlendirilmeli ve sürdürülebilirlik konusunda size ışık tutmalı.

Eğer kan ketonu 0,5 ile 1,0 mmol/L düzeylerinde seyrediyorsa ketofasting beslenmeyi oldukça hafif uyguluyorsunuz demektir. Bu düzeydeki keton size zarar vermez, aksine sağlıklı kalmanıza yardım eder.

Eğer kısıtlı aldığınız besinler bakliyat, meyve ve süt ürünü ise, hiç almadığınız ürünler tahıl ise uzun vadede sürdürülebilir bir diyet oluşturmuşsunuz demektir.

Eğer hedef kiloya ulaştıktan sonra kilo kaybı yok ise, kendinizi halsiz, yorgun ve mutsuz hissetmiyorsanız ketofasting diyet size iyi geliyor demektir.

Yukarıda saydığım bu şartlara uygun hareket ediyorsanız, ketofasting diyeti ömrünüzün sonuna kadar devam ettirebilirsiniz. Tabii ki mükemmel olmanıza gerek yok. Kaçamaklar hep vardı, ketofasting beslenmede de olacak. Yeter ki rutininize sadık kalın!

Dr. Can tarzı supplement kullan

Günümüzde doğal besinlere ulaşmak hiç de kolay değil. Toprağımız kirlendi ve tarım atalarımızın bıraktığı gibi değil. Tüm bu nedenler almamız gereken besin öğelerinin tamamına erişmemizi engelliyor.

Ayrıca artık kabul edelim; tüm besin öğelerini karşılıyor olsak bile bazı noktalarda vücudun desteğe ihtiyacı oluyor. Çünkü her yanımız toksinler ile kaplı, aşırı stres içerisindeyiz ve yaşamın ileriki dönemleri için yatırım yapmamız gerekiyor.

Şu "Ne varsa eskilerde var", "Biz gençken hiç vitamin almadık" benzeri düşüncelere karşıyım. Yanlış anlamayın, beslenme konusunda eskilerden ilham alacağımız noktalar var ama ortalama ömrün uzadığı şu dönemde supplement almayı reddetmek büyük bir hata. Her şeyi değil, bazı şeyleri eskilerden almak en mantıklısı zira. Örnek alınacak şeylerden (ki öyle yapmaya çalışıyoruz) en önemlisi ise deneme-yanılma metodu ile yıllar boyu etkilerini gördüğümüz beslenme. Supplement kullanımında ise şuan için tek dayanağımız bilim!

İşte günlük hayatta kullanılmasını önerdiğim ya da özel durumlarda tercih edilebilecek supplementler.

Magnezyum

Hücrelerinizde gerçekleşen kimyasal reaksiyonlardan bahsetmiştim. Bahsi geçen reaksiyonların neredeyse hepsi hayatın devamı için gereklidir ve enzimler tarafından yürütülür.

Enzimler reaksiyonun olmasını ve/veya hızlanmasını sağlayan yapılardır. Magnezyumun önemi bu noktada ortaya çıkıyor. Çünkü kendisi vücut içerisinde yüzlerce farklı reaksiyonda görev alır ve enzimin yapısına katılır.

Ketofasting beslenmede magnezyumun etkisi birkaç kat daha fazla artar. Daha önce bahsetmiştim. Hücre içine sodyum taşıyan insülin sodyumla beraber suyun taşınmasını da sağlar. Ketofasting beslenmeye geçtiğinizde ortalama insülin düzeyi azaldığı için hücreden sodyum kaçışı olur ve bunu su takip eder. Sonuçta kana geçen sodyum ve su süzülerek idrarla atılır. Su böbreklerden süzülürken magnezyum, potasyum ve klor gibi önemli mineraller onu takip eder ve atılır. İşte bu sebeple düşük karbonhidratlı beslenmelerin ilk dönemlerinde denge sağlanana kadar aşırı mineral kaybı tamamlanmalıdır. Aksi halde halsizlik ve kramplar oluşur.

Ayrıca toplumun büyük kısmını ilgilendiren insülin direnci ve hipertansiyon da magnezyum eksikliğiyle ilgilidir. Yapılan araştırmalara göre, magnezyum alımının iyi düzeyde olduğu kişilerde diyabet gelişme olasılığı daha azdır. Hatta tip 2 diyabete yakalanmış kişilerde magnezyum alımı ortalama kan şekerini düşürmüştür. Magnezyumun gevşetici etkisini de unutmamak lazım. Kendisi vücudun genel gevşetici ve dinlendirici mineralidir. Neredeyse tüm kaslarınızı gevşetir ve bu kaslara damar duvarındaki düz kaslar da dahildir. Damar duvarındaki kasların gevşemesi sonucu ortalama tansiyon düşer. Ben hafif hipertansif (yüksek tansiyon) sorunu olan hastalarıma ilaçtan önce magnezyum başlıyorum. Uzun vadede birçok hasta sorunu ilaçsız atlatıyor ve ketofasting beslenmeyle tamamen iyileşiyor.

Bu kadar fazla fayda gözünüzü parlatmış olabilir. Ama durun, her magnezyum eşit değil. Devletin ödediği magnezyum oksit oldukça ucuz olmasına rağmen neredeyse hiç emilmez ve hücrelere geçmez. Yani magnezyum oksit tamamen faydasız bir formdur. Hastalarımda tercih ettiğim magnezyum formları magnezyum sitrat, glisinat, taurat ve malat olacak. Bu formlar hücre içine geçme yeteneği bakımından oldukça iyilerdir. Ama söz konusu kabızlık (evet magnezyum eksikliği kabızlık yapar) ise en iyi form magnezyum sitrattır.

Günlük alım 200 ile 400 mg arasında değişmektedir. Genelde magnezyumun glisinat, taurat ve malat formlarının elemental magnezyum ağırlığı düşük olduğu için minimum 150 mg glisinat, taurat ve malat geri kalanı ise sitrat ile tamamlanabilir.

Eğer magnezyum ihtiyacınızı besinlerle karşılamak istiyorsanız ıspanak, kabak çekirdeği, avokado, badem ve kinoa en iyi ketofasting kaynaklardır.

Karnitin

L-karnitinin ülkemizde kötü bir şöhreti var. Bunun birçok sebebi bulunuyor. Çorbaya dönmüş sporcu içeceklerini pazarlayan ticaret erbabı arkadaş "Al kanka karnitin yağ yakar" demesinden. Sözde zayıflama ilaçlarının karnitin üzerinden reklam edilmesine kadar birçok neden sayabilirim. Sonuç olarak artık altın günlerinde karnitini birbirine öven kadınlar ve zincir marketlerde satılan karnitin içecekleri var.

Durun, durun. Bu çok hatalı bir bakış açısı. Size L-karnitini tekrar anlatacağım ve her şeyi doğru anladığınızdan emin olacağım.

L-karnitin normalde vücudunuzda sentezlenen bir molekül. Görevi hücrelerdeki uzun zincirli yağ asitlerini hücrenin enerji üretim santrali olan mitokondriye taşımaktır. Mitokondriye taşınan yağ asitleri parçalanıp enerjiye dönüştürülebilir hale gelir. Ayrıca mitokondri içine giren karnitin ve yağ moleküllerinin sayısal dengesi yağ yakımının hızını belirler.

Gördüğünüz üzere vücudunuzun normal koşullarda L-karnitine ihtiyacı yok. Çünkü az olan yağ yakımını idame ettirecek L-karnitin ihtiyacını karşılayabilir. Ama metabolizma yolu değişip artık vücudunuz aktif enerji üretimi için sürekli yağları parçalamak zorunda kalırsa L-karnitin üretimi yeterli olmayacaktır.

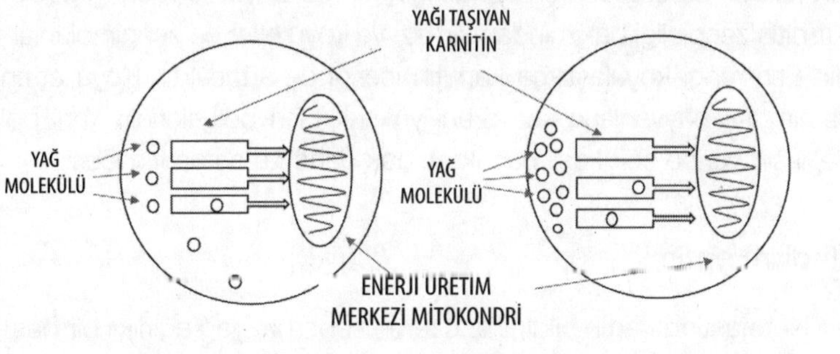

Şekil 1: Ketofasting beslenme yapılmadığında mevcut karnitin taşıyıcıları yakılacak yağlar için yeterli olacaktır.

Şekil 2: Ketofasting beslenme uygulandığında mevcut karnitin yeterli miktarda yağı enerji üretimi için taşıyamaz.

Bu noktada hücrelerin alışması ve doğal L-karnitin üretimini artırması için zamana ihtiyacı var. İşte bu sebeple ketofasting beslenme yapan herkesin ilk bir ay içinde L-karnitin almasını tavsiye ediyorum. Almayan bireyler ciddi bir zarar görmese de enerji üretim mekanizması bozuk olduğu için enerji azlığına bağlı uyku hali, yorgunluk gibi şikâyetler yaşıyorlar.

Ayrıca ketofasting beslenmenin ilk ayından sonra da (hiç yaşayacağınızı düşünmesem de) kronik yorgunluk, kalp-damar hastalığı, tip 2 diyabet tedavisine destek olarak kullanılabilir.

Karnitin molekülleri de kendi içinde ayrışmış olup farklı görevler için farklı formlar tavsiye edilmektedir.

Levokarnitin (L-karnitin) genel olarak rahatlıkla bulunacak ve her amaca hizmet edecek genel formdur. Daha özel ihtiyaçlar için birkaç farklı form da mevcut. Asetil L-karnitin özellikle zihinsel güç ve demansın engellenmesinde, L-karnitin L-tartarat enerji üretimi ve performans sporları için, glisin propiyonil L-karnitin ise damarların dokuyu beslenmekte zorluk yaşadığı kalp-damar hastalıklarının tedavisinde kullanılır.

Önerdiğim doz ketofasting beslenmenin başında (L-karnitin ve asetil L-karnitin için) 2 gram, ilk bir aydan sonra isteğe bağlı olarak 500 mg ile 1 gram arası olacak.

Karnitini doğal yollardan supplementler gibi karşılamak mümkün olmasa da sürece destek olmak için kırmızı et ve balık en iyi tercih.

Karnitin zenginliği bakımından kırmızı ve koyu etler en zengin olanlardır. Etin rengi koyulaştıkça karnitin içeriği de artacaktır. Koyu etten kastım ise hayvanların kas oranı yüksek olan bölgeleridir. Yani bol yağlı sırt yerine çok kaslı bacak eti çok daha fazla karnitin içerir.

Sindirim enzimi

Ketofasting –artık bildiğiniz üzere– sebze ve yağ ağırlıklı bir beslenme sistemini öneriyor. Oldukça sağlıklı olmasına rağmen bazı bireyler alışkanlığı ve sindirim sistemi sorunları yüzünden besinleri parçalamakta zorlanıyorlar.

Aslında suçu beslenmeye yıkmamak gerekiyor, çünkü konuyla ilgili en küçük pay diyetin. Kullanılan mide ilaçları, aşırı stres, Helicobacter pylori enfeksiyonu sindirim sorununu tetikleyen etkenlerin başında.

Ayrıca sindirim sorunu sadece "şişkinlik" hissi vermiyor. Yoksa siz demir ve B_{12} vitamini eksikliğini sadece tesadüf olarak mı nitelendiriyorsunuz? Ben olsam bu kadar iyimser olmazdım. Özellikle de söz konusu sağlık ise.

Peki sindirim sorunu sizi nasıl etkiler?

Önce bağışıklık sistemiyle işe başlamamız gerekiyor. İyi sindirilmiş her besin incebağırsak ve devamında emilmeye açıktır. Yabancı olarak algılanmaz ve doğru şekilde değerlendirilir. Eğer besin tam olarak sindirilmemişse yapısal olarak karmaşık görünür ve bağırsak duvarı tarafından yabancı olarak algılanabilir. Bu durum ani başlayan besin alerjilerinin arkasındaki esas mekanizmadır. Dolayısıyla bağışıklık sistemini uyarmamak ve bağırsak duvarını sağlıklı tutmak için iyi bir sindirim olmazsa olmazlardandır.

Bir diğer önemli nokta ise kısaca değindiğim besin emilimi. İyi sindiremediğiniz hiçbir şeyin yeterince emilmeyeceğini biliyorsunuz. Ama bu yeterli değil. Yani kötü bir sindirim sistemine sahipken emilmeye hazır halde olan vitamin ve mineralleri tüketip kan değerlerinizin düzelmesini bekliyorsanız büyük bir hata yapıyorsunuz. Çünkü mineral ve vitaminlerin birçoğu bariyeri geçmek için sindirim enzimi ve/veya taşıyıcıya bağlanmak zorundadır.

Konuyla ilgili yapılan birçok araştırma var ve artık biliyoruz ki her şey harika olsa bile sindirim enzimi üretimi/salınımı yaşla birlikte azalıyor. Dolayısıyla birey sağlıklı bile olsa sindirim enzimi kullanmalı ve bunu her sene yapmalı. Çünkü ancak bu şekilde besinleri yeterince parçalayabilir, bağırsağın tamir edilmesine zaman tanıyabilir ve bağışıklık sistemini modüle edebilir.

Benim önerim, her yemekten hemen önce mide asidi, yemeğin ortasında ise pankreas, safra enzimi içeren bir takviye almanız olacak. Önemli bir ayrıntıyı unutmayın, ülkemizdeki birçok safra ve pankreas enzimi içeren üründe domuz katkısı kullanılmakta. Eğer bu konuda hassassanız pankreas ve safra enzimi yerine ananasta bulunan bromelain gibi doğal kaynaklar kullanılmalı.

Dozaj olarak yine bedeninizi dinlemenizde fayda var. Alacağınız ürünün içeriği ve dozu farklı olduğu için her yemekten önce ve yemeğin ortasında 1'er tabletle başladığınız enzimleri birer hafta aynı dozda kullanıp sonraki hafta 1 tablet artırın. Size rahatsızlık verecek ve sindiriminizi bozacak seviyeye geldiğinizde dozu artırmayı durdurun ve bir önceki doza dönerek devam edin. Bir süre aynı dozda kaldığınızda fark edeceksiniz ki eskiden rahatsız etmeyen sindirim enzimi dozu artık sizi rahatsız ediyor. Bu anda hemen birer tablet daha azaltma yapıp devam edebilirsiniz. Bu şekilde dozu azaltarak 0'a indirebilirsiniz. İşte bu sindirim sisteminizi rahatlatmak için kullanacağınız sindirim enzimi düzeyini bulmanın en iyi yoludur.

Aşağıda, az önce anlattığım sindirim enzimi kullanma sistemini örnekleyen bir tablo mevcut. İncelerseniz daha iyi anlayacağınıza eminim.

Süre	Doz	Bulgu
1. hafta	1'er tablet	Sindirim hafif rahat
2. hafta	2'şer tablet	Sindirim çok rahat
3. hafta	3'er tablet	Sindirim tamamen rahat
4. hafta	4'er tablet	Karın ağrısı ve rahatsızlık hissi
5. hafta	3'er tablet	Sindirim tamamen rahat, ağrı yok
6-12. hafta	3'er tablet	Sindirim tamamen rahat
13. hafta	3'er tablet	Karın ağrısı ve rahatsızlık hissi
14-16. hafta	2'şer tablet	Sindirim tamamen rahat
17. hafta	2'şer tablet	Karın ağrısı ve rahatsızlık hissi
18-20. hafta	1'er tablet	Sindirim tamamen rahat
21. hafta	1'er tablet	Karın ağrısı ve rahatsızlık hissi
22. hafta	BIRAK	Sindirim rahat

Omega-3

Doymamış yağ asidi sınıfında yer alan ve esansiyel, yani vücut tarafından üretilemeyen yapıya sahip olan omega-3 hangi beslenme tarzını uygularsanız uygulayın çok büyük önem taşır.

Şimdi beylik lafları bir kenara bırakmak istiyorum. Bir şeye önemli demenin aslında sizin için hiçbir şey ifade etmediğinin farkındayım. O zaman biraz daha derine inip mekanizmaları açıklamakta fayda var.

Omega-3 yağ asitleri birçok farklı tipe sahip. Ama sizin en çok tanıdıklarınız EPA (eikosapentaenoik asit), DHA (dokozahekzaenoik asit) ve ALA (alfa linolenik asit). Bu yağ asitlerinin beden içerisinde farklı görevleri var. Ama en belirgin ve hayati öneme sahip görevleri açıklayarak sizi omega-3 konusunda yönlendirmek istiyorum.

EPA aslında hücreler arası haberleşmede kullanılan eikosanoidlerin yapımında kullanılan bir tip yağ asidi. Hücre haberleşmesine burada özel yer verdim, çünkü bedeniniz aslında milyarlarca farklı Lego parçasından ibaret ve bu Lego parçaları kendi metabolizma süreçlerine sahip. Karmakarışık bir hal almış organizmanızın doğru çalışabilmesi için birbiriyle uyum içinde olması, uyum içinde olması için de birbiriyle haberleşmesi gerekir. EPA olmadan, doğru haberleşme aracı üretilemez ve hücrelerin birbiriyle haberleşmesi zorlaşır. Ayrıca hücrelerin haberleşmesinin bozulması, yani doğru iletilerin ulaşmaması inflamasyon oluşturur. Tüm bu etkenlerin sonucunda eksik EPA alımı otoimmün hastalıkların, inflamatuar kökenli kanserin ve depresyon gibi hastalıkların riskini artırır.

DHA ise daha çok hücre yapısına –özellikle zar– katılan bir omega-3 yağ asidi. Bu sebeple DHA dendiğinde akla ilk yapısal tamir geliyor. Beden üzerinde meydana gelen ve hücresel hasarla ilerleyen birçok hastalık kendini zar yapısında bozulmayla gösteriyor. DHA özellikle hasarlı hücrelerin tamiri –ki nörodejeneratif Alzheimer gibi hastalıklar–, yeni hücre yapımının fazla olduğu büyüme çağındaki bireylerin, hücre yenilenmesi bozuk yaşlıların, damar kalitesinin azaldığı hipertansif kişilerin faydasına olacaktır.

İki önemli yağ asidi olan EPA ve DHA'yı inceledim. Ama bir detayı şu ana kadar sakladım. EPA ve DHA sadece hayvansal kaynaklardan hatta çoğunlukla deniz ürünlerinden karşılanabilir. Dolayısıyla deniz ürünlerine erişemeyen kişiler için bir çözüm olmalı. İşte bu çözüm ALA yani alfa linoleik asit. Daha çok bitkilerde bulunan ALA, EPA ve DHA'ya dönüşebiliyor. Kısıtlı olmasına rağmen bu dönüşüm hayat kurtarıyor. Çünkü eğer EPA ve DHA'ya ulaşamıyorsanız, alternatif yolları kullanarak bedeniniz yaşam için asgari miktarda EPA ve DHA'yı üretmek zorundadır.

Şimdi akıllara EPA ve DHA almadan sadece ALA alarak vücudun bunları EPA ve DHA'ya dönüştürmesini beklemenin mantıklı olduğu fikri geliyor. Ama hayır, ALA'nın EPA ve DHA'ya dönüşmesi oldukça verimsiz ve sınırlıdır. Dolayısıyla sadece zor durumlarda ve hayatı devam ettirmek için kullanılan bu dönüşüme izin vermeden direkt EPA ve DHA almak çok daha mantıklıdır. Aksi takdirde aksayan metabolik yolaklar hasta olma riskinizi artırır. Unutmayın, bu kitap nasıl hayatta kalacağınızı anlatmıyor, nasıl harika olacağınızı tarif ediyor.

EPA ve DHA'yı ketofasting beslenmede sürekli kullanmayı öneriyorum. Rutinde balık tüketimi kirlenen denizler ve yetiştiriciler sebebiyle çoğu zaman sağlıklı olmadığı için başka bir şansımız yok gibi görünüyor.

Biliyorum, bu öneri sonrasında aklınıza birçok soru geldi. Omega-3 sektörü uzun süredir varlığını devam ettirdiği için ürün açısından çok fazla çeşitlilik var. Hangisinin size uygun ürün olacağına karar vermek sizin için oldukça güç. İzin verin sizin için bu konuyu netleştireyim.

Öncelikle omega-3 kaynağını konuşmak gerek. "Krill mi yoksa balık yağı mı?" diye soruyorsanız cevabım "Her ikisi de" olacak. Neden mi? Her iki ürünün de kalitesizi, sanayi tipi üretimi ve kötü işlenmiş olanı mevcut. Eğer doğal krill antioksidanı olan astaksantin almak istiyor ve iyi üretildiğinden eminseniz kendisi her zaman omega-3 yağından üstün olacaktır. Çünkü krill yağı içerisinde bulunan yağ asitleri emilim açısından çok üstündür. Ama krill yağı bu özelliklerinin yanında ağırlıklı olarak daha az EPA ve DHA içerir.

Sizin için önemli olan EPA ve DHA ağırlığı ise balık yağı kökenli omega-3 ürünleri; emilim ve antioksidan etki önemli ise krill yağı etkili olacaktır.

Miktar olarak EPA ve DHA'nın değişkenliğinin de farkındasınız. Bu noktada tek bir doğru olmadığını söyleyeyim. Hücre içi haberleşmenin bozuk olduğu, depresif, inflamatuar hastalığı olan kişilerde EPA, büyüme çağındaki, nörolojik herhangi bir hastalığı olanların, yaşlıların ve göz sağlığı için omega-3 kullananların DHA ağırlıklı yağları tercih etmeleri faydalı olacaktır.

Sağlıklı ketofasting uygulayıcıları için doz önerim günlük 600 mg EPA+DHA, herhangi bir hastalığın tedavisi için omega-3 alan kişiler için, 1.200 mg EPA+DHA olacak. Ayrıca nörolojik hastalığı olan veya kalp-damar hastalıkları için omega-3 alan hastalar günlük alımı 6.000 mg EPA+DHA'ya kadar çıkartabilirler.

Tabii ki kalite bakımından aldığınız ürünlerin "İFOS" onayının olmasına dikkat etmeniz ayrı bir önem taşıyor. İFOS bağımsız balık yağı standartlarını inceleyen bir kurumdur ve bir balık yağının İFOS 5 yıldız onayı yoksa o balık yağını almak tamamen kumardır ve ben sağlık konusunda kumar oynamayı sevmem.

Biliyorsunuz, obezite konusu benim için oldukça özel. Neredeyse pratiğimin tamamını obezite ya da obeziteyle ilişkili hastalıklar meşgul ediyor.
Bu noktada birden fazla supplement reçete etmek yerine tek bir supplement vermek adına "Lynitine L-Carnitine" ürününü formülize ettim. İçinde kan şekerini düzenlemek adına krom, vanadyum; antioksidan olması için R formu olan alfa lipoik asit, karnitin, probiyotik bakteri ve kafein var. Bu birçok kişinin ihtiyacı olan, kilo verme sürecinde karşılaşacağınız sorunları elimine etmen için kullanacağınız yegâne supplement.

Açlık periyodunda supplement kullanılabilir mi?

Biliyorsunuz, ketofasting beslenme günün belirli bir kısmında aç kalmanızı tavsiye ediyor. Çünkü hatırlayacağınız üzere aralıklı açlık insülin düzeyinden, kronik inflamasyonu azaltmaya kadar birçok farklı noktada bize yardımcı olan bir sistem.

Dolayısıyla açlığa adapte olmuş ve günün bir kısmında aç kalan bireyler için supplement kullanımı büyük bir soru işareti. Çünkü alınan besin desteklerinin aç kalma periyodunu bozması demek emeklerinizin boşa gitmesi anlamına geliyor.

Bu noktada açlık uygulamasından almak istediğiniz fayda ve kullanılan suppelemente göre bakışımız değişecektir.

	Mineral	Vitamin	Tatlandırıcı	Lif	MCT	Protein ve aminoasit
İnsülin direncini kırmak	Kullan	Kullan	Kullanma	Kullan	Kullan	Kullanma
Otofaji	Kullanma	Kullanma	Kullanma	Kullanma	Kullanma	Kullanma
Kilo vermek	Kullan	Kullan	Kullanma	Kullan	Kullan	Kullanma
İnfla-masyon	Kullan	Kullan	Kullanma	Kullanma	Kullanma	Kullanma

Yukarıdaki tablo oruç uygulamasıyla almak istediğiniz faydayı ve açlık periyodunda kullanılabilecek supplementlerin içeriğini gösteriyor. Yani eğer ketofasting yaparken insülin direncini kırmak ana hedefiniz ise mineral kullanabilirsiniz ama protein kullanamazsınız.

Bunu sadece supplement açısından düşünmemeli, besinlere de uyarlamalısınız. Yani ketofasting yaparken ana amacınız kilo vermek ise açlık periyodunda MCT içeren hindistancevizi yağlı kahve içebilir ama tatlandırıcı kullanamazsınız.

Tabii ki her zaman tek bir bileşenden oluşan supplement kullanmanızı beklemiyorum. Dolayısıyla birkaç maddeden oluşan bir besin desteği kullanıyorsanız içeriği çok iyi okumalı ve hepsini tabloya bakarak değerlendirmelisiniz. Tabloda olmayan kıvam artırıcı, nişasta ve benzeri eklemelerin tablet içerisindeki ağırlığı çok çok az olduğu için değerlendirmeye almadım. Ama her zaman bu katkıları kötü karşıladığımı bilmenizi isterim. Dolayısıyla alınacak supplementi iyi incelemeli ve mümkün mertebe saf olmasına dikkat etmelisiniz.

Reçeteli ilaçlar konusunda tamamen koruyucu bir yaklaşım sergiliyor ve tabloya göre size uygun olmasa da kullanımına onay veriyoruz. Çünkü reçeteli ilaçlar hekiminizin kararıdır ve kendi sağlığınız için onun fikrine değer vermelisiniz.

Acil durumları bil

Aksilikler sizi yolunuzdan alıkoymaya çalışır. Eğer hazırlıklı değilseniz, acil durum sırasında doğru hareket edemez ve başarısız olabilirsiniz.

İçten içe siz de biliyorsunuz, itiraf edin. Sorun başarısız olmak değil. Çünkü zaten mükemmeli hedeflemiyoruz. Asıl problem acil durum karşısında diyetin sekteye uğraması sebebiyle kendinizi kötü hissetmeniz. Motivasyon kaybı ise bu zincirin son halkası ve her şey gibi yeni başladığınız bir işte motivasyonunuzu kaybetmek sizi sona götürür.

İşte bu sebeple size acil durumları anlatmak ve nasıl davranacağınızı öğretmek istiyorum. Çünkü ketofasting bir yaşam tarzı ve hayat arkadaşınızla uyumlu yaşamanızı sağlamak benim işim.

Plansız kaçamak yapmak

Hiçbir zaman hayatınız tekdüze olmayacak. Misafiriniz ısrar edecek yiyeceksiniz, tatile çıkacak içeceksiniz, hasta refakatçisi olacak hastanede besleneceksiniz ve daha nicesi. Hepsine hazırlıklı olmalı ve mental olarak önceden beyninizi kodlamalısınız. Çünkü eğer bir acil durum planınız yoksa ve ne yapacağınızı bilmiyorsanız aklınıza ilk gelen şeyi yaparsınız. Ne yazık ki aklınıza gelen ilk şey çoğu zaman "Nasıl olsa diyet bozuldu, nasıl istiyorsam öyle besleneyim" olur.

Ama hayır, anlattıklarımı dinleyin. Çözümün çok kolay olduğunu anlayacaksınız.

Ortalama yaşam süresine sahip bir insan 75.000'den fazla öğün yapar. Bu öğünleri bir bütün olarak düşünün ve tükettiğiniz yiyeceklerin sağlığınıza yansımasını hayal edin.

Tatile çıktığınız ve iki gün kötü beslendiğinizde o 75.000 öğünün içerisinden yüzde 0,008'ini kötü tüketmiş oluyorsunuz. Geriye kalan yüzde 99,992'lik kısım hâlâ sizin ve değiştirebilirsiniz. Yani demek istediğim şu; bozulan hiçbir şey yok. Zarar görmediniz, beslenme maratonunda sadece ayağınız takıldı. Eğer ayağınız takılıp diyeti birkaç gün uygulamadıktan sonra kötü beslenmeye devam ederseniz işte o zaman kendinizi yere bırakmış, pes etmiş olursunuz. Bu durum uzun vadede kötü beslendiğiniz yüzdeyi artırarak gerçek zarara sebep olur.

Biliyorum, pes etmeyi sevmiyorsunuz. Ama hiç bu açıdan düşünmemiştiniz. Peki neden aklınız size bu oyunu oynuyor?

Sebep çok basit, kötü beslenmek istiyorsunuz ve bunun için kendinize bir sebep sunmalısınız. En iyi sebep ise çoğu zaman diyetin bittiğini yani "bozulduğunu" düşünmek oluyor. Ama düşünülenin aksine, kaçamak yaptığınızda değil, diyeti bıraktığınızda o diyet bozulur. Artık "diyeti bozdum" fikrinin sadece bir tatmin aracı olduğunu biliyorsunuz ve diyeti bırakmadınız. Ama sonraki gün olanları telafi etmek için ne yapılabilir?

Öncelikle telafi söz konusu değil. Zaten telafi edilecek bir şey de yok. Ancak hata telafi edilir ve diyeti bir gün uygulamamak hata değil, sadece seçim. Dolayısıyla yapacağınız ilk şey kendinizi affetmek ve "İyi ki yaptım" demek!

Unutmayın, yaptıklarının sorumluluğunu kabul eden erişkinler hatalarını düzeltme konusunda her zaman daha iyilerdir.

Sonraki adım ise kaçamağa sebep olan durumun neden ortaya çıktığını bulmak. Eğer tatil veya hastalık gibi bariz ve önlenemez bir sebep ise endişelenmenize gerek yok. Zira bunlar hepimizin başına geliyor.

Ama arkadaş ısrarı, kendine hâkim olamama gibi bir sebebe bağlı olarak kötü beslendiyseniz takkeyi önünüze koyup durumu tekrar gözden geçirmeniz ve tekrarlanmaması için neler yapabileceğinize bakmanız gerek. Bilinçaltımız bu tip olayları unutmaya çok meyilli olduğu için yaşanan hataları zaman geçmeden analiz etmek bu konudaki en önemli kural.

Tamam ama hâlâ diyeti sekteye uğratan bu durumdan nasıl diyete döneceğinizi anlatmadım.

Evet, acil durum planı şu: Öncelikle diyeti sekteye uğratan durumdan kurtulana kadar rutine dönün. Yani "Battı balık yan gider" esasını bırakıp hemen kurtarabileceğiniz kadarını kurtarın. Ardından diyette kaçamak yapmanıza sebep olan nedeni ortadan kaldırdıktan sonra iki hafta boyunca (kilo verme hedefiniz olsun/olmasın) ketofasting faz I'e dönün. Yani süt ürünlerini, baklagilleri ve meyveyi kesin. Bu vücudunuzun temizlenmesini sağlayacak ve kan şekerinizin normale dönmesini kolaylaştıracaktır.

Eğer yaptığınız kaçamak bir haftadan uzun sürmüşse –umarım sürmemiştir– almanız gereken kaloriyi yüzde 30 azaltın ve iki hafta boyunca ketofasting faz I ile devam edin.

Son olarak toparlanmak için sakın uzun açlıklara girişmeyin. Bozulan kan şekeriniz sebebiyle normalde aç kalabildiğiniz süreler sizin için imkânsız hale gelebilir ve bu durum moralinizi daha da bozar.

Yani her şey rutin!

Böbrek taşı

Ketofasting özellikle böbrek taşı öyküsü olan, metabolik olarak taş oluşturmaya yatkın ve ailede kronik böbrek taşı görülen bireyler için bazen sorun olabiliyor. Artan idrar asiditesi, aşırı kalsiyum alımı ve ürik asit artışı böbrek taşı oluşumunu kolaylaştıran etkenlerin başında geliyor.

Eğer siz de riskli grupta, yani böbrek taşı öyküsü olan bir aileden geliyor ya da direkt olarak böbrek taşı oluşturmuş bir kişiyseniz idrarınızı alkali tutmalı, ürik asit düzeyini azaltmalı ve kalsiyum alımını sınırlı tutarak ketofasting'i doktor kontrolünde uygulamalısınız.

İdrarı alkali hale getirmek için diyetinize günde 2 tam limon suyu ekleyebilir ya da uyumadan önce 2 çay kaşığı sodyum bikarbonatı (İngiliz karbonatı) bir bardak suyla tüketebilirsiniz. Sodyum bikarbonat yani İngiliz karbonatı içerisindeki sodyum sebebiyle hipertansif hastalarda ortalama tansiyonu artırabilir. Dolayısıyla eğer tansiyon hastasıysanız sodyum bikarbonat yerine limon tercih etmelisiniz.

Ürik asit düzeyini azaltmak için kahve ve gazlı içecek tüketimini sınırlandırabilir ya da hekiminizin kontrolünde günde 2.000 mg C vitamini alabilirsiniz.

Kontrol için ise –özellikle çocuklarda– her ay tam idrar tetkiki ve altı ayda bir böbrek USG yeterli olacaktır.

Safra taşı ve safrakesesi sorunları

Pek çok kişi ketofasting beslenmenin safrakesesiyle ilişkili sorunlara sebep olduğunu düşünüyor. Bu oldukça yanlış bir düşünce. Çünkü safrakesesinin temel sorunu olan taşlı kese (safrakesesinde taş oluşması) çoğu zaman kesenin hareketsiz kalması sebebiyle meydana gelir.

Ketofasting beslenmede ise safrakesesine olan ihtiyacımız yağ tüketimiyle birlikte artar. Çünkü safra asitleri yağların sindiriminde kullanılır.

Ama eğer diyete başladığınızda safrakesenizde taş veya çamur varsa ya da safrakesesi salgısı yeterli değilse artan safra ihtiyacı sebebiyle ketofasting beslenme sırasında ağrı ortaya çıkar. Bu ağrı kaburgalarınızın bittiği sağ üst karın bölgesinde yoğunlaşır.

Eğer böyle bir durumla karşılaşırsanız mutlaka hekiminize başvurup safrakesenizi kontrol ettirmelisiniz. Ayrıca sindirimle ilgili karşılaştığınız sorunları aşmak için kolay sindirilen MCT yağ asidi içeren hindistancevizi yağı kullanabilir, bir süre sindirim enzimi takviyesi alabilirsiniz.

Eğer safrakeseniz ketofasting beslenmeye izin vermiyorsa (ki bu çok nadir olur karbonhidratı ve proteini artırarak) beslenme tarzınızı "düşük karbonhidratlı" beslenmeye çevirebilirsiniz.

Plato evresi

Vücut mevcut yağ dokusunu korumak için sürekli çaba harcar. Bu durum ketofasting gibi sizi yağ yakma makinesine çeviren bir beslenme tarzında bile bocalamanıza ve hedef kilonuza ulaşmadan duraklama yaşamanıza neden olabilir.

Diyette görülen bu duraklama periyoduna plato evresi adı veriliyor ve çözüm için sizi platoya sürükleyen sebebi bulmak zorundayız. Dolayısıyla iş başa düştü diyerek en başa dönmeli, kendinizi incelemeli ve gerekirse hekiminizden yardım almalısınız.

Ağır metal ve toksin redistribüsyonu: Ağır metallerin ve diğer toksinlerin neredeyse tamamı yağ dokusunda çözünür. Özellikle uzun süre normal kilosunun üzerinde kalmış, toksik maddelerle iç içe bireylerin yağ dokusu normalden çok daha fazla ağır metal içerir.

Diyetin ilk döneminde enerji için parçalanarak kan dolaşımına salınan yağ asitleriyle beraber yağ dokusunda birikmiş ağır metaller de sinsice sisteminize girer. Bu ilk başta halsizlik, yorgunluk gibi tepkiler oluştururken uzun vadede vücudun kendini temizleme mekanizmaları çalışmaya başlar ve ağır metal atılımı yapılır.

Ama eğer ağır metallerin kana geçişi aynı hızla ve yoğun bir şekilde devam ederse bir noktada vücudun kendini temizleme mekanizması yetersiz kalarak ağır metallerin ve toksinlerin ciddi bir inflamasyon (savunma tepkisi) oluşturmasına neden olur.

Savunma sürecinin ilk işi ise hayati fonksiyonları korumaktır ki yakıt tasarrufu beden için en hayati parametrelerden biridir.

Tanı için yapılacak yegâne şey, rutin kan tetkiklerini istemek ve karaciğer fonksiyonlarını, hemogramı incelemektir. Bunu ancak konuyla ilgilenen bir hekimle yapabileceğinizi ayrıca belirtmek isterim.

Eğer tanı koymadan tedavi yapmak isterseniz yapılacak en iyi şey gün içerisinde üç kere aktif kömür supplementi, limon uçucu yağından günde 1'er damla 3 kere (d-limonen düzeyi yüksek olan bir marka) kullanılabilir.

Ayrıca duruma ve ihtiyaca göre alfa lipoik asit (özellikle -R formu), sarmısak, chorella, spirulluna ve kişniş gibi ağır metal bağlayıcı doğal destekler/ekstraktlar ile süreci yönetebilirsiniz. Ama tekrar söylüyorum, bu çok sık karşılaşılan bir durum değil ve doğru tanı koyulması şart.

Kalori ihtiyacının değişmesi

Kilo kaybı birçok açıdan metabolizmanızı değiştirir. Yaşanan değişimler içerisinde kilo verme hızını etkileyen en önemli faktör ise kalori ihtiyacıdır. Hem yaşanan kilo kaybıyla vücudun toplam yüzeyi, sıcaklık kontrolü ve enerji ihtiyacı gibi faktörler değişmekte, hem de yaşanan uzun vadeli kilo kaybı sebebiyle metabolizma hızı azalmaktadır.

Bu iki faktör kalori ihtiyacınızı ciddi şekilde değiştirir ki ketofasting gibi bir sistemde bile düzenli olarak kalori dengesini düzenlemeniz gerekir. Ama biliyorsunuz, ketofasting zaten kalori alımının sürekli kontrol altında tutulduğu ve hedefe odaklı olarak sürekli değişim yapılan bir beslenme biçimi. Fakat kalori açısından her zaman düz mantık işe yaramıyor. Birkaç hafta boyunca kalori alımını azaltmanıza rağmen kilo verme hızınız aynı ise durup düşünün. Ağır metalle ilgili bir sorununuz olabilir mi? Metabolik bir problem ortaya çıktı mı?

Eğer bu ve benzeri sorulara cevabınız "Hayır" ise o zaman kaloriyle oynamanın zamanı gelmiş demektir. Önerim kaloriyi direkt olarak kısıtlamak yerine hafta içine yayılmış olarak dalgalı bir alım yapmak olacak.

GÜN	PZT	SAL	ÇAR	PER	CUM	CTS	PAZ
KALORİ	% 100	% 70	% 130	% 130	% 70	% 50	% 100
ÖĞÜN	2	1	2	2	3	4	2

Yukarıdaki tabloda gördüğünüz üzere bazı günler sık besleniyorsunuz. Bu günlerde yapacağınız öğünleri gün içine yaymadan 8-10 saat içerisinde (normalde olduğu gibi) beslenme işini bitirmiş olmanız gerekiyor.

Tiroit fonksiyonlarının bozulması: Düşük karbonhidratlı beslenmenin metabolizma hızını değiştirdiğinden bahsetmiştim. Metabolizmanız bu hız değişimini birçok hormonla birlikte yürütür ve bu noktada en önemlisi tiroit hormonlarıdır.

Uzun süre aç kalmak ve karbonhidrat alımını azaltmak vücut içerisinde sınırlı bir stres oluşturur. Bu kötü gibi görülse de aslında kötü değil aksine bedeni stresle antrene etmek için iyidir. Çünkü stresin bedeninize zarar verebilmesi için sürekli ve yoğun bir şekilde yaşanması gerekir. Düzenli ve sınırlı stres ise zarar yerine korunma mekanizmalarınızı artırarak daha dayanıklı olmanızı sağlar.

Konumuza geri dönelim, ketofasting beslenme stresi hafifçe artırıyordu. Aynı zamanda kan şekerinizi yükseltmeye çalışan glukagon hormonu da ketofasting sırasında artar. Zira az karbonhidrat ve açlık kan şekerini düşürürken beden kan şekerini korumaya çalışır.

İşte bu noktada önemli bir şey gözümüze çarpıyor. Tiroit hormonu düzeyi hem stresi kontrol eden kortizol, hem de kan şekerini düzenleyen glukagondan etkilenir. Peki nasıl?

Beden içerisinde iki farklı tip aktif tiroit hormonu bulunur. Bunlar T3 ve T4'tür. Daha az aktif olan T4 hormonu daha fazla üretilir. Bu bir koruma mekanizmasıdır. Vücudun kontrolsüz hormon üretimine maruz kalmaması için fazla üretilen ve az aktif T4 hormonu diğer dokularda aktif olan T3'e dönüşür.

Stres halinde ise vücudun metabolizma hızını yavaşlatmak ve onu korumak için T4 hormonu T3 yerine etkisiz bir form olan rT3'e dönüşür. Bu durum subklinik hipotiroidi adı verilen bir tablo oluşturabilir. Bahsi geçen tabloda kişi kan tetkiklerinde TSH ve FT4 normal olmasına rağmen hafif düşük FT3 hormonuyla beraber hipotiroit şikâyetler gösterir (ötiroid distres sendromu). Kilo vermekte zorlanır, çabuk üşür, depresyona yatkın hale gelir, saç ve tırnak sorunları yaşar. Dolayısıyla her zaman yaşanmasa da ketofasting yapanlar tiroit hastalığı açısından dikkatli olmalıdır. Ailesinde hipotiroidi bulgusu olanlar, hipotiroidi için ilaç kullananlar ketofasting sürecinde yaşanan herhangi bir hipotiroidi bulgusunda hekimine başvurmalıdır.

Ketofasting sürecinde olabileceğinden söz etsem de aslında bu durum kalori kısıtlaması yapılan tüm diyetlerde meydana gelebilir. Çevrenizde bu tip durumları yaşayan birçok kişi gördüğünüze eminim. Çözüm hekiminizde!

Ketoflu

Biliyorsunuz, ketofasting beslenmeye geçiş aşamasında çok fazla şey değişir. Hücre içi enerji verimliliği, mineraller, enzimler, kan şekeri düzeyi ve daha nicesi. Yaşanan değişimlerin sonuçları ise özellikle başlangıçta daha dramatik olarak görülür.

Ketozise girişte grip benzeri bulguların oluşmasına biz ketoflu diyoruz ve çok sık görülen bir durum olarak değerlendiriyoruz. En önemli sebebi ise elektrolit dengesizliği ve kan şekeri düşüklüğüdür.

Kan şekerinin azalması yorgunluk, üşüme, baş ağrısı, tansiyon düşmesi ve uykusuzluk yaparken mineral dengesindeki bozukluk kramp, gerginlik, halsizlik veya uykuya meyil yapabilir. Eğer ketofasting beslenmeye başladığınız ilk dönemde (10 gün) bu tip şikâyetler yaşarsanız yapacağınız birkaç şey var.

Kan şekerinizi ölçün, eğer sabah açlık kan şekeri 60 mg/dl'nin altındaysa diyetinize 10 gram karbonhidrat (1 hafta boyunca) ekleyebilirsiniz.

Eğer kan şekeriniz normalse sabah açlık ketonunu ölçün. Eğer ketonunuz 5 mmol/L'den yüksekse fazla aç kalmış, çok sıvı kaybetmiş veya karbonhidratı az almış olabilirsiniz. Eğer sıvı alımınız normal ve çok aç kalmadıysanız bir hafta boyunca 5-10 gram arası karbonhidratı beslenmenize ekleyebilirsiniz.

Eğer keton ve kan şekeri doğalsa mineral kaybınız var demektir. Madensuyu (500 ml) içine 1 çay kaşığı tuz, bir limonun suyunu ekleyerek iki saat içinde tüketmeyi deneyin. Bu mineral kaybınızı hızlıca tamamlar ve sizi rahatlatır. Eğer şikâyetleriniz madensuyu karışımından sonra azaldıysa her gün bu karışımı uygulayın.

Kabızlık

Konstipasyon, namı diğer kabızlık toplumun değişik kesimleri için farklı karşılıkları olan, birçok kişinin mustarip olduğu bir konu. İşleyiş, tedavi ve diğer ayrıntılara değinmeden tanımla başlayalım.

Kabızlık şöyle tanımlanabilir:

- Hafta 3 kereden az dışkılama
- Dışkının katı ve kuru kıvamda olması
- Zorlanarak atılması veya dışkılama sonrası rahatlama hissinin yaşanmaması

Yani yukarıda saydığım üç kriterden herhangi biri sizin şikâyetlerinizi ifade ediyorsa kâğıt üzerinde kabızsınız demektir.[47]

Ama kâğıt üzerindeki tanılar ne yazık ki gerçek hayatla bağdaş-

47. https://www.niddk.nih.gov/health-information/digestive-diseases/constipation.

mayabilir. Kabızlık için de aynı durum geçerli. Çünkü herkesin bağırsak alışkanlığı birbirinden farklıdır ve hiçbir şikâyeti olmadan da yukarıda saydığım kriterleri taşıyanlar olabilir. Dolayısıyla sırf yukarıdaki şikâyetlerin bir veya birkaçını kendinizde gördüğünüz için paniğe kapılmayın.

Diyette kabızlığın oluşmasının nedenleri:

- Magnezyum eksikliği
- Tüketilen besinlerin muhteviyatının değişmesi (rutin değişikliği)
- Sıvı kaybı
- Daha az miktarda beslenme

Ketofasting ile beraber tüm beslenmelerdeki kabızlığın nedeni yukarıda saydığımız faktörler olabilir.

Sebepler üzerinden biraz mekanizma bilgisi verirsem durumu daha iyi anlayacağınızı ve çözüm önerilerimi haklı bulacağınızı düşünüyorum. Dolayısıyla her şeyde olduğu gibi bu konuda da mekanizmalar ile başlayıp, her mekanizma içerisinde ilgili çözüm önerilerine değineceğim.

Magnezyum eksikliği: Bağırsaklarınızı sadece uzun bir "boru-lümen" olarak düşünmeyin. Kendileri aynı zamanda yoğun şekilde kaslı bir yapıdır. Bu şekilde senkronize kasılarak dışkıyı ileri yani dışarı doğru iter.

Bu noktada kasılmanın gerçekleşmesi kadar gevşemenin yaşanması da önemlidir. Zira eğer bağırsaklarınız gevşemezse geride bekleyen dışkı ilerleyemez ve aynı yerde kalması sebebiyle içindeki sıvı hızla çekilerek kurur. İşte bu noktada magnezyum eksikliği devreye girer.

Kaslarınızda gerçekleşen kramplar gibi bağırsaklarınızda da "kramp" benzeri kasılmaların sebebi, magnezyum ve diğer minerallerin eksikliğinden olabilir. Sonuç olarak tedavide de magnezyum vermek gevşemeye ve dışkının ilerlemesine yardımcı olur. Ayrıca magnezyumun (özellikle sitrat ve oksit formu) sıvıyı bağırsak dışından içeriye çekme konusunda oldukça yetenekli olduğunu belirmem gerekiyor.

Dolayısıyla magnezyum takviyesi ketofasting diyette yaşanabilecek kabızlıkta ilk çözümdür. Günlük 300 mg magnezyum sitrat, glisinat, malat, taurat ve oksit form karışımı kullanılabilir. Burada magnezyum oksit ve sitrat dışkıya su çekerek yumuşatma; glisinat, taurat ve malat ise kasları gevşetme işlevine sahiptir.

Eğer tek bir magnezyum formu kullanacaksanız seçiminiz kesinlikle sitrat olmalı.

Tüketilen besinlerin muhteviyatının değişimi: Bedeniniz yaptığınız her şeye adapte olmaya ve düzeni korumaya çalışır. Bağırsaklarınız da düzeni sağlamaya çalışan organlardan. Eğer ketofasting beslenmeye yoğun karbonhidratlı bir beslenme tarzından geçiş yaptıysanız lif alımınız yeterli olsa bile bedeninizin değişikliği algılaması ve adapte olması zaman alabilir.

Sorunun bu olduğunu düşünüyorsanız, yapacağınız en iyi şey probiyotik ile bağırsak floranızı karbonhidrat eksikliğinin yarattığı bakteriyel değişime adapte etmeye çalışmak olmalı. Özellikle faz I'de süt ürünlerinin eksikliği baskın olduğu için probiyotik alımında laktobasilus ve bifidobacterium suşlarının takviye edilmesi fayda sağlayabilir.

Sıvı kaybı: Ketofasting beslenmeye geçtiğiniz ilk birkaç gün daha önce açıkladığım (insülin ile beraber oluşan elektrolit değişikliği) mekanizması nedeniyle normalden fazla sıvı kaybedersiniz. Bedeniniz bu sıvı kaybını yerine koymadığınızı hissederse açığı kapatmak için dışkıdan daha fazla su çekmeye çalışır. Eğer dışkılama aralığınız hafif yavaşlamış ama kıvamı aşırı katı hale gelmişse bedeniniz size sıvı kaybını tamamlamanız gerektiğini anlatıyor olabilir. Birkaç gün boyunca tüketeceğiniz ekstra birkaç litre su sorunu çözecektir.

Az miktarda beslenme: Tükettiğiniz besinler bağırsaklarınızda yer kaplar ve oluşan muhteviyat dışkının ilerlemesine yardımcı olur. Eğer ketofasting beslenmeye geçmeden önce sürekli ve aşırı beslenen bir bireyseniz öğün sayısını azaltmak ve sınırlı beslenmek oluşan dışkı miktarını azaltabilir.

Bu durum normalde sık tuvalete çıkan bireylerin dışkılama periyodunu bozabilir. Eğer dışkının kıvamı katı, yoğun değilse ve dışkılamama durumu şişkinlik, rahatsızlık oluşturmuyorsa muhtemelen problem olarak algılanan şey bedeninizin normal işleyişidir. Dolayısıyla eğer kabız olduğunuzu düşünüyor ama sadece dışkılama periyodunda oluşan değişim sizi bu fikre yönlendiriyorsa durun ve düşünün. Gerçekten kabız mısınız?

Ayrıca ketofasting beslenmenin lif açısından fakir bir diyet olduğu düşünülüyor. Bu oldukça yanlış bir fikir, çünkü karbonhidrat alımı diğer beslenmeler gibi tahıl ve bakliyata değil lif zengini sebzelere dayanıyor.
Dolayısıyla önceden "öğün oluşturma" başlığında önerdiğim gibi beslenirseniz sürekli tükettiğiniz sebzelerle birlikte lif fakiri bir ketofasting beslenme oluşturmanız imkânsız.

Sporcular için ketofasting diyet

Her gün bir başka elit sporcunun düşük karbonhidratlı beslenmeye geçiş hikâyesini okur olduk. Tabii ki düşük karbonhidratlı beslenmeyle gelen başarı ve iyi sonuçlar sporcuları umutlandırıyor olsa da yerleşmiş düşüncelerin oluşturduğu duvarları yıkmak kimse için kolay değil.

Sürekli duyduğunuz "Kas kütlesinin artması için karbonhidrata ihtiyaç var" veya "Kilo başına 2 gram protein şart" gibi düşünceler kitapta anlattıklarıma tamamen ters ve kafanız karışmış olabilir.

Bir sporcu veya sporcu adayı olarak doğru yolu bulmanız için yine yanınızdayım. Gelin hep beraber spordaki önemli konuları ketofasting bakış açısıyla inceleyelim.

Direnç egzersizi ve ketofasting

Direnç egzersizleri (ağırlık antrenmanları) giderek yaygınlaşıyor ve artık neredeyse herkesin ilgi alanı haline geldi. Genel olarak kas kütlesinin birinci planda tutulduğu bu egzersiz tipinde uygulanan diyet çok önemli. Çünkü büyüme için gerekli olan egzersiz faktörünün yanında oluşan hasarı giderecek ve büyüme uyarısını karşılayarak gelişme sağlayacak yegâne şey beslenme.

Ketofasting ise bu konuda handikaplı bir sistem olarak görülebilir. Ama durun, her şeye rağmen tabloya geniş açıdan baktığınızda durumun tamamen farklı olduğunu göreceksiniz.

Eğer daha önce ketofasting'e benzer bir beslenme tarzı uyguladıysanız (ketojenik, low carb veya intermittent fasting gibi) kaslarınızın olduğundan daha küçük olduğunu deneyimlemiş olabilirsiniz.
Bu durum sizi korkutmamalı. Çünkü kaslarınızın hacmini sağlayan faktörlerden biri de kasların içindeki depo glikojen miktarıdır. Kas içerisinde enerji üretimi için depolanan glikojen yanında su moleküllerini de tutar. Sonuçta glikojen düzeyi fazla olan kaslar daha dolgun ve iri görünür. İleride açıklayacağım gibi, ketofasting beslenmede kas içi glikojen depoları azalsa da yalın kütle açısından herhangi bir kayıp yaşanmaz. Dolayısıyla görüntüyle kas kütlesini değerlendirmek oldukça büyük bir hatadır.

Hücresel hidrasyon, yorgunluk ve toparlanma süreci

Ketofasting diyette daha önce birçok kez tekrarladığım gibi hücre içi sıvı miktarı azalır. Bunun sebebi kan insülin düzeyinin azalması ve hücre içi glikojen depolarının boşalmasıdır. Azalan hücre içi sıvı çok garip bir sonuç doğurur: Metabolit birikimi!

Egzersiz sırasında normalden fazla üretilen enerji daha fazla atık oluşmasına neden olur. Özellikle patlayıcı güç gerektiren direnç egzersizlerinde enerji üretimi için gereken oksijen karşılanamadığı için bazı noktalarda enerji üretimi oksijensiz yapılır. Bu da laktik asit ortaya çıkmasına neden olur.

Sonuç olarak azalan hücre içi sıvı oluşan artıkların yoğunlaşmasına yol açar. Sonuç ise artıklar sebebiyle asidik hale gelen hücrenin enzimlerinin kısmen çalışmayı durdurmasıdır. Bu durum enerji üretiminin sekteye uğramasına, performansın azalmasına ve egzersiz sonrası toparlanmanın yavaşlamasına sebep olur. Kas kütlesini hedefleyen, direnç egzersizi uygulayıcıları ile beraber uzun süre fiziksel strese maruz kalan dayanıklılık sporcuları da hidrasyon mekanizmasındaki azalmaya bağlı olarak performans düşüşü yaşayabilirler.

Ama size güzel bir haberim var. Ketofasting diyette hücresel hidrasyon ilk dönemlerde azalır. Ardından adapte olan hücre sıvı muhteviyatını artırır ve normale döner. Dolayısıyla ketofasting diyetin faz I'inde ağır direnç egzersizlerinden kaçınmalı ve anaerobik düzeydeki tüm faaliyetleri azaltmalısınız. Ardından bedeninizin adaptasyonu gerçekleşeceği için hücre içi hidrasyon normale dönecek, eski performansına ve toparlanma kabiliyetine kavuşacaktır. Yeter ki siz düzenli şekilde sıvı ve mineral alımına dikkat edin!

İnsülin hormonu, glikoz ve anabolik ortam

Bedenin en anabolik (yapım sağlayan) hormonlarından biri insülindir. Neredeyse tüm hücrelere giren insülin hem hücre içi protein üretimini aktive eder, hem de hücre içine aminoasit sokan taşıyıcıları aktive eder. Dolayısıyla kas kütlesinin gelişmesi ve hızlı toparlanması için insülin en iyi yardımcılardan biridir.

Glikoz (şeker) kan insülin seviyesini artırarak anabolik uyarı oluşturmanın haricinde hücrenin hızlı enerji ihtiyacını karşılayarak aminoasit yıkım sinyalini azaltır ve kas kütlesi artışına yardımcı olur.

Bu durum özellikle antrenman sonrası dönemde anabolik uyarının cevap bulmasını yani tamir ve gelişme reaksiyonlarının ilerlemesini sağlar. Sonuç olarak insülin ve glikoz düzeyi kas üzerinde yapımı artırmaya yardımcı olur.

Ketofasting diyette ise hem glikoz alımının azalması, hem de glikoz alımındaki azalmaya bağlı kan insülin seviyesindeki düşüş sebebiyle hücrelerin yeniden yapılması azalabilir. Ama bu noktada yapılan ayrıntılar önem kazanıyor.

Çünkü kâğıt üzerinde oluşan etkilerin beslenme sürecine yansıması hiçbir zaman mümkün değil. Öğün sayısı, karbonhidratın bölünmesi ve benzer durumlar insülin/glikoz metabolizmasının işleyişini değiştirir. Değişen mekanizmalar ise kas kütlesine doğrudan etki gösterir. İşte bu sebeple ketofasting beslenmeyi ağırlık antrenmanları ile beraber nasıl kullanacağınızı anlatacağım. Böylece insülin ve şeker seviyeleri sağlıklı bir şekilde azalacağı için herhangi bir kayıp yaşamayacaksınız.

Antrenman öncesi/sonrası ketofasting beslenme

Antrenman, yoğun enerji ihtiyacının olduğu ve bedenin total olarak yıprandığı bir aktivite. Bu pencereden baktığınızda beslenme ile bedeninizi antrenmana hazırlamalı, ardından verdiğiniz emeğin karşılığını almak için hücrelerinizi beslemelisiniz. Çok düşük karbonhidrat, yüksek yağ ve sınırlı protein aldığınız ketofasting yönteminde ise birkaç önemli değişiklik ihtiyaçları karşılamak için yeterli.

İlk değişiklik - Öğün sayısı: Ketofasting beslenme sırasında uygulanan iki öğün her egzersiz protokolü için yeterli olmayabilir. Dolayısıyla öncelikle kaç öğüne ihtiyacınız olduğunu tespit etmeniz gerekiyor.

Tavsiyem ketofasting beslenmenin bir ana öğününü antrenman sonuna denk getirmeniz. Bu şekilde isterseniz antrenman öncesine küçük bir hazırlık öğünü koyarak sorunu çözebilirsiniz.

Ketofasting beslenme yaparken egzersiz sonrası yaşadığınız kas ağrısı ve yorgunluğu test ederek öğün sayısını seçebilirsiniz. Çünkü antrenmana bedeninizin verdiği tepki tamamen sübjektiftir ve deneme-yanılma yoluyla karar verilmelidir.
Eğer kas ağrınız iki günden fazla sürüyor, sonraki antrenman sırasındaki performansınız belirgin şekilde düşük kalıyorsa yeterince toparlanamıyorsunuz demektir.
Bu durumda hem makroları hem de öğünleri gözden geçirmekte fayda var.

İkinci değişiklik - Besin dağılımı: Ketofasting beslenme üç fazdan oluşuyor. İlk faz adaptasyon fazı olduğu için oldukça sınırlıdır ve bu noktada çok fazla değişiklik yapmak maalesef mümkün değil. Ama ikinci ve üçüncü fazdaki sporcular için besin dağılımını değiştirmek çok önemli. Çünkü egzersiz sırasında (ister aerobik, ister anaerobik) kaslarınızdaki glikojen depoları kullanılarak şeker oluşturulur.

Ketofasting beslenmede ise glikojen depoları önceden boşaltıldığı için enerji sağlamak güçleşir. Aerobik egzersizlerde (MHR yüzde 60-80) yağ enerji olarak kullanılabilse de, anaerobik egzersizlerde (MHR > yüzde 80) hızlı enerji için glikoz veya aminoasitler kullanılır. Dolayısıyla hafif tempolu egzersizlerde glikojen depoları çok önemli değilken ağır ve patlayıcı güç gerektiren (silkme, ani itiş ve çekiş gibi) egzersizlerde şeker önemlidir.

Nedir şu MHR?

MHR – maximum heart rate yani maksimum kalp hızı yaşınız kullanılarak yapılan, egzersiz sırasında çıkmanız gereken maksimum kalp hızını ifade eder.

MHR = (220 – yaş) formülüyle hesaplanır. Bu noktadan sonra aerobik (oksijenli) ve anaerobik (oksijensiz) egzersiz sınırını hesaplamak için MHR kullanışlı bir yoldur.

Kalp atışınız MHR'nin yüzde 60 ile 80 arasındaki rakamlarda ise bedeniniz enerji üretmek için çok zorlanmıyor, dolayısıyla varsa şeker yoksa yağ kullanıyor demektir. Çünkü hızlı enerji ihtiyacı yok ve yavaş yağ yakımı için zaman mevcutsa beden bunu değerlendirir. Ama eğer kalp atışınız MHR'nin yüzde 80'ninden fazla ise o zaman bedeniniz aşırı zorlanıyor ve hızlı enerji ihtiyacı duyuyor demektir. Bu noktada kas hücrelerinize enerji üretmek için yeterli kan –dolayısıyla oksijen– ulaşmadığı için oksijensiz solunum yapılır ve bunun için glikoz kullanılır. Glikoz yani şeker deposu bittiğinde ise kaslarınız diğer seçenek olan aminoasit yani kas içi proteinleri yıkar.

Sonuç olarak maksimum kalp hızına göre yapılan aerobik ve anaerobik egzersizler nasıl besleneceğinizi belirler. Ama basit olarak patlayıcı güç içeren, aşırı zorlandığınız sprint, HIIT ve tabata gibi egzersizleri anaerobik; basit, uzun ve kendinizi zorlamadan yaptığınız yürüyüş, hafif tempo koşu gibi egzersizleri ise aerobik olarak adlandırabiliriz.

Egzersiz tipi	Öğün sayısı	Antrenman öncesi	Antrenman sonrası (BESLENMENE EKLE)
Anaerobik – kısa antrenman (60 dakikadan kısa)	2+1	Yok	Kilo başına 0,3 gr protein, 0,05 saf şeker, 0,05 sebzeden gelen karbonhidrat (YAĞ YOK)
Anaerobik – uzun antrenman (60 dakikadan uzun)	2+2	Kilo başına 0,1 gram protein, 0,1 saf şeker (YAĞ YOK)	Kilo başına 0,3 gram protein, 0,1 saf şeker, 0,05 sebzeden gelen karbonhidrat (YAĞ YOK)
Aerobik – kısa antrenman (60 dakikadan kısa)	2+1	Yok	Kilo başına 0,1 gram protein, 0,05 sebzeden gelen karbonhidrat (YAĞ YOK)
Aerobik – uzun antrenman (60 dakikadan uzun)	2+2	Kilo başına 0,2 gram protein (YAĞ ve KARBONHİDRAT YOK)	Kilo başına 0,2 gram protein, 0,05 sebzeden gelen karbonhidrat (YAĞ YOK)

Az protein alımı kas yıkımına sebep olur mu?

Ketofasting beslenme protein alımının sınırlı tutulduğu bir diyet. Eğer egzersiz yapan bir bireyseniz ketofasting beslenme için hedeflenen protein alımı sizi korkutabilir. Zira neredeyse her mecrada aşırı protein alımının kas kütlesi oluşturmak ve onu korumak için gerekli olduğunu okuyor veya duyuyorsunuz.

Ama hayır, eğer anabolik, androjenik steroid, büyüme hormonu/faktörü ve benzeri "doping" kategorisine giren kas kütlesini artırıcı ajanları almıyorsanız –ki ben önermem– bedeninizin üreteceği günlük protein miktarı bellidir. Dolayısıyla amacımız bu miktarın üzerine çıkmak değil, potansiyeli kullanmaktır.

Ketofasting beslenmede de potansiyelinizi kullanmanız için gereken protein ihtiyacı karşılanır. Fazlası şekere dönüşmemesi için kesilir ve size zarar vermez. Yapılan birçok araştırma kilo başına 1 gram ile 0,6 gram arası protein tüketiminin kas kaybını arttırmadığını gösteriyor.[48] Çünkü fazlası (ketofasting diyette) zaten kaslarınız için değil, şeker ihtiyacı için kullanılıyor.

Heyhat, bilim ne güzel şey!

48. https://www.ncbi.nlm.nih.gov/pubmed/27903518
https://www.ncbi.nlm.nih.gov/pmc/articles/PMC5131210/

Siklik (dönemsel) ketofasting diyet: Sporcular için uygun mu?

Kas kütlesinin gücünü/dolgunluğunu ciddi şekilde önemseyen ve işi biraz abartmış biriyseniz karbonhidrat olmadan hareket etmeyeceğinizi biliyorum. Aynı zamanda ketofasting hayat ilginizi çekmiş olabilir. Bu noktada az önce bahsettiğim iki fikrin zıt ve beraber olamayacak kadar uzak olduğunu düşünüyor olabilirsiniz.

O kadar erken karar vermeyin, sorunu çözebiliriz. Anahtarımız ise siklik yani dönemsel ketofasting beslenme.

Daha fazla açıklamaya ihtiyacınız olduğunu biliyorum. Hemen açıklamaya başlayayım o zaman.

Siklik ketofasting beslenme sadece sporculara önerdiğim bir tarz. Kendisi yüksek ve düşük karbonhidrat aldığınız günleri beraber uyguladığınız ve her iki yöntemin faydasını elde ettiğiniz bir durumu niteliyor.

Yani karbonhidrat alarak kas içi glikojeni ve yapımı hızlandırmak ve sonrasında o glikojen deposunu ketofasting uygulayarak uzun vadede bitirerek yağ yakımı/metabolik sağlık amacını gerçekleştirmiş olacağız. Ama unutmayın, bu stil sadece sporcular için geçerli. Çünkü sporcular kas içi glikojen ve anabolik uyarıya ihtiyaç duyarlar. Alınan siklik karbonhidratı hızlıca tüketirler ve yağa dönüştürmezler. Egzersiz yapmayan veya hafif egzersiz yapan kişiler ise alınan karbonhidratı kötü şekilde kullanır ve metabolik süreçlere zarar verirler.[49]

Bir diğer önemli husus ise ketofasting sistemine adapte olma gerekliliği. Yani siklik ketofasting beslenmeye geçebilmek için normal ketofasting beslenme ile faz I'i bitirmeniz gerekiyor. Aksi halde ketozisten çıkan vücudunuz ketozise dönmekte zorlanır. Bu durum ketoflu gibi tatsız deneyimleri tekrar yaşamanıza sebep olabilir.

Her şey hazırsa siklik ketofasting beslenmeye geçebiliriz. Bu noktada ketofasting beslenme üzerinde değiştireceğiniz birkaç şey var.

İlk değişim döngü süresi. Çünkü artık ketofasting ve yüksek kar-

49. Acheson K. J., "Nutritional influences on lipogenesis and thermogenesis after a carbohydrate meal", *Am J Physiol* (1984) 246: E62-E70.
Shah M.; Garg A., "High-fat and high-carbohydrate diets and energy balance", *Diabetes Care,* (1996) 19: 1142-1152.
Hellerstein M., "Synthesis of fat in response to alterations in diet: insights from new stable isotope methodologies", *Lipids* (1996) volume 31 (suppl) S117-S125.

bonhidrat olarak iki farklı rutinimiz var ve bunları hangi sıklıkla yapacağınızı bilmeniz gerekiyor. Benim tavsiyem haftanın en ağır antrenman gününde yüksek karbonhidrat alımı yapmanız, geri kalan altı günde ise ketofasting beslenmeniz.

Yüksek karbonhidrattan kastımı merak ettiğinizi de biliyorum. Bu noktada amaç odaklı ilerlemek gerekiyor ki yükleme fazındaki amacımız kasları beslemek ve glikojen depolarını doldurmak.

Kasların glikojen depolamasını sağlamak ve büyümesini uyarmak için ise en değerli zaman aralığı antrenman sonrası. Yapılan araştırmalar antrenman sonrası alınan karbonhidratın kaslarda çok daha fazla protein üretimi sağladığını gösteriyor. İşte bu nedenle yüksek karbonhidrat alınan günü haftanın en ağır antrenmanı olan günle kesiştirmek istiyoruz.

Eğer yükleme gününü antrenmanla kesiştirebilmişsek egzersizden hemen sonra yaklaşık 100 gram karbonhidrat (20 gram basit-80 gram kompleks) ve 30 gram proteini alarak en önemli uyarıyı oluşturmuş oluruz. Bu yükleme için yeterli, çoğu zaman ketofasting sürecine zarar vermeyecek bir uygulamadır. Eğer antrenman yapmadığınız bir günde yükleme uygulayacaksanız 100 gram karbonhidrat ve 30 gram protein yerine, 80 gram karbonhidrat (10 gram basit-70 gram kompleks) ve 20 gram protein tercih edilebilir.

Basit karbonhidrat tercihi için meyveleri değil, saf şekeri kullanıyoruz. Çünkü meyve şekeri –daha önce bahsettiğim üzere– yağa dönüşmeye meyillidir.

Dayanıklılık sporlarında ketofasting beslenme

Enerji üretimi sanıldığından çok daha komplike bir süreç. Buna daha önce değinmiştim. Hatta aerobik ve anaerobik egzersizin enerji açısından ihtiyaç farklılıklarını da konuştuk. Şimdi tabloya dayanıklılık egzersizi açısından tekrar bakalım.

Basitçe dayanıklılık sporları birçok kas grubunun aynı anda çalıştığı, düşük tempolu ve uzun süren aerobik ağırlıklı egzersizlerden oluşur.

Peki bu ne ifade ediyor?

Egzersiz süresiyle başlayalım. Uzun egzersiz süresi, kasların yavaş ama düzenli çalışması gerektiğini ifade eder. Aksi takdirde sporcu çabuk yorulur ve egzersizi bırakır.

Yavaş ama düzenli çalışan kas, egzersiz süresinde oksijen ihtiyacını büyük ölçüde karşılar. Çünkü kanlanma için yeterli zaman vardır. Hatırlayacağınız gibi aerobik yani oksijenli solunumda ana enerji kaynağı şeker ardından yağdı. İşte tarif ettiğim dayanıklılık egzersizinde de enerji ihtiyacı şeker ve yağlarla sağlanır. Burada ortaya büyük bir sorun çıkıyor.

Dayanıklılık egzersizleri uzun sürer ve kas içi glikojen depoları tüm egzersizdeki ihtiyacı karşılamayabilir. Sporcularda glikojen depolarının bitmesi ve yağ yakımına geçiş sürecinde performansta ani düşüş yaşanmasına "duvara çarpma" etkisi diyoruz.

İşte ketofasting beslenmenin etkisi burada ortaya çıkıyor. Zira dayanıklılık egzersizlerinde enerji için kullanılan sınırlı glikoz yerine neredeyse sınırsız olan depo yağı koyarsanız ortaya muhteşem bir bileşim çıkıyor. Ne "duvara çarpma" etkisi, ne performansta düşüş ne de antrenman veya yarış öncesi yükleme gerekliliği duyan ketofasting sporcular sadece bedenlerindeki depo yağa güveniyorlar.

Bu seçim oldukça doğru çünkü –bisiklet başta olmak üzere– birçok spor dalında ketojenik beslenen atletler derece almaya başladılar. Araştırmalar da başarıları takip ediyor ve ketofasting beslenmenin dayanıklılık sporcularında oldukça verimli bir beslenme olduğunu onaylıyor.[50] Ama tabii ki dikkat edilecek noktalar var. Eğer dayanıklılık sporuyla ilgileniyorsanız ve ketofasting beslenecekseniz aşağıdaki noktalara dikkat etmenizde fayda var.

1. Ketofasting sistemine metabolizmanızın adapte olduğuna emin olun. Eğer yarışacaksanız veya yüksek performanslı antrenmanlar çıkartmak istiyorsanız ketofasting faz III'e kadar beklemeniz gerekebilir.
2. Performans beklediğiniz uzun egzersizler ve yarışlar öncesinde/sırasında karnitin desteği almayı unutmayın.

50. https://www.ncbi.nlm.nih.gov/pmc/articles/PMC5384055/

3. Egzersiz ve yarış öncesi keton seviyenizi 3-5 mmol/L arasında tutun.
4. Yarış öncesi karbonhidrat yüklemesi yapacaksanız bir hafta öncesini tercih edin ve son hafta egzersizi bırakın. Yükleme yapacaksanız ketofasting beslenmeye dönmemeniz gerektiğini söylememe gerek yok sanırım.
5. Ketofasting beslenme ile beraber yapılan uzun dayanıklılık sporu uygulaması ciddi sıvı/elektrolit kaybı yaşatabilir. Bir hekim gözetiminde hücre içi (rutin kan yani serum değeri değil!) mineral seviyelerini takip edin.
6. Egzersiz sırasında enerji ihtiyacınızı karşılamak için diğer atletlerin kullandığı karbonhidrat jelleri yerine siz de MCT yağlarını kullanın. Saf C8 kaprilik asit harika bir destektir.

Ketofasting beslenme: Önemli konular ve ayrıntılar

Ketofasting beslenme bir yaşam tarzı ve günlük hayatta göz ardı ettiğiniz birçok şey diyetinizi doğrudan etkiler. Buna hazırlıklı olmalı ve doğru şekilde hareket etmelisiniz.

Unutmamanız gereken bir şey var. Kimse mükemmel değil, siz de öyle. Bu sizin ketofasting yaşam tarzında başarısız olduğunuz anlamına gelmiyor. Aksine, normal insanlar gibi iniş ve çıkışlara sahip olduğunuzu; yeterince inat ederek sağlıklı olabileceğinizi gösteriyor.

Dışarıda beslenme: Kebapçıda geçen bir hayat

Eskiden yemeğini yanında taşıyan insanlara özenirdim. Onları modern kaplumbağa olarak nitelendirir ve evini sırtında taşımalarını takdir ederdim. Ama sonradan gördüm ki, bunu yaşam tarzına haline getiren insan sayısı çok az.

Çoğu kişi geçici olarak bir hevesle giriştiği evden yemek taşıma işini rafa kaldırıyor. Çünkü bu çok zor, dolayısıyla sürdürülebilir değil. Peki ketofasting ile ilgili aklınızda kalan en önemli ayrıntı olan RUTİN OLUŞTURMA prensibi ne diyordu?

Sürekli yapamayacağın bir şeyi hayatına sokma!

İşte bu nedenle yemek taşımanızı istemeyeceğim. E, dışarıda aç kalmamak için tek bir yol kaldı: Doğru yemeği seçmek.

Peki bunu nasıl yapacaksınız?

Çok basit, mönüyü inceleyecek ve o öğüne en yakın olan şeyi seçeceksiniz. Şimdiden söyleyeyim, en iyi dostunuz kebapçılar ve sulu yemek yapan lokantalar. Ben çoğu zaman bu tip mekânları tercih ediyorum ve sipariş verirken şunlara dikkat ediyorum:

Besinlere eklenen gizli karbonhidrat: Köfte ekmekle yapılır, çorba unla bağlanır, birçok sosun içinde gizli şeker vardır. Hatta çayı lezzetli hale getirmek için birçok yer demleme sırasında içerisine birkaç küp şeker ekler. Dolayısıyla amacımız saf, katkı olamayacak kadar net besinleri tercih etmek.

Yani köfte yerine ızgara et, çorba yerine salata, çay yerine su tercih etmelisiniz. Varsın dışarıda yediğiniz besinler lezzet konusunda sınıfta kalsın, önemli olan besleyici olması. Çünkü akşam kendiniz için içeriğini bildiğiniz güzel şeyler hazırlayabilirsiniz.

Porsiyonu bilmemek: Birçok kişi lokantada porsiyon sormanın ayıp olduğunu düşünür. Çünkü bu sorunun aslında işletmeciyi zan altında bırakabileceğini sanır. Ama hayır, ne yediğinizi bilmeye hakkınız var ve ne yazık ki birçok mönü içerik açısından zayıf. Dolayısıyla oturduğunuz her yerde porsiyon sorun, sorgulayın.

Beyaz yalana başvurmak: Biliyorum, yalanın siyahı beyazı olmaz. Ama yurdum bol kepçe lokanta işletmecisine beslenme tarzınızı anlatmanız imkânsız ve onlar daha çok malzemenin sizi her zaman mutlu ettiğini düşünüyor.

Yani eğer siz uyarmazsanız peynirsiz istediğiniz menemeni jest olarak kaşarlı hazırlayarak size sunabilir ya da kebabınıza ekstra közlenmiş domates ekleyebilir. Eğer istemediğiniz o besin önünüze getirilmişse büyük ihtimalle oyunu kaybeder ve yersiniz. Onun için çoğu zaman gittiğiniz lokantada sipariş sırasında garsonu uyarın. Lütfen, "Hastayım ve bu konuda çok hassasım, ... olmadan hazırlayın" deyin. Uygun olmayan besinlerin önünüze gelmesini engelleyin.

Kaliteli besin sorunsalı: Yağ oldukça değerli bir besin öğesi. Çünkü onlarca kilo meyve/tohum veya çekirdekten çıkarılıyor. Dolayısıyla pahada eti kat be kat geçen kaliteli yağı lokantada bulmanız imkânsız. Onları da anlıyorum, kâr etmek zorundalar. Dolayısıyla dışarıda beslenmeyi planlayın ya da planlamayın, mutlaka yağınızı yanınızda taşıyın. Çünkü en önemli besin öğeniz olan yağın iyi kalitede olmasını kimsenin insafına bırakamazsınız.

Sık sorulan sorular ve cevapları

Artık ketofasting beslenmeyle ilgili pek çok ayrıntıyı biliyorsunuz. Ama farkındayım aklınıza çok fazla soru takılıyor. İzin verin bu soruları cevaplayayım.

Uyku ve beslenme arasındaki nasıl bir ilişki var?

Uyku, bedenin hormonal sistemini doğrudan etkiler. Hormonal sistem ise beslenme ve dolayısıyla metabolik birçok parametreyle ilişkili.

Durum bizim için o kadar net ki, kötü uyumak aç hissettiren ghrelin hormonunu artırır, tok hissettiren ve yağ yakımına yardım eden leptin hormonunu azaltır.[51]

Tabii ki uykunun etkisi bu kadar değil. Çünkü beyninizin fonksiyonlarını direkt etkileyen uyku hangi besini tüketeceğinize karar vermenizi de etkiler. Yoksa siz hâlâ seçimlerinizi özgür iradenizle yaptığınızı mı düşünüyorsunuz?

Hayır, yapılan araştırmalar yetersiz uykunun beyindeki karar alma mekanizmasında etkili frontal korteks ve insula korteksi gibi birçok merkezi etkileyerek kötü besin seçimi yapılmasına neden olabileceğini gösteriyor.[52]

Dolayısıyla çok basit üç kurala dikkat ederek daha az aç hissetmeniz, doğru besinleri seçmeniz ve sağlıklı beslenmeyi kolaylaştırmanız mümkün.

51. https://www.ncbi.nlm.nih.gov/pubmed/18564298
https://www.ncbi.nlm.nih.gov/pmc/articles/PMC535701/

52. https://www.ncbi.nlm.nih.gov/pmc/articles/PMC3763921/

1. Zifiri karanlık odada yat. Eğer bu mümkün değilse göz bandı tak. Eğer bu da mümkün değilse açılan ışığı koyu kırmızı renk yap.
2. Gece 23.00'ten önce yatağa girmiş ol, 21.00'den sonra telefon, bilgisayar ve diğer aydınlatmaları kullanma.
3. Günde en az 7 saat uyu. Eğer uykunun seni dinlendirmediğini hissediyorsan bedenini dinle ve uyku süresini artır. Bununla beraber horlama ve uyku apnesi için muayene olmayı düşün.

Sağlıklı yaşam sürecinde kahve ve çay: Bağımlılıktan öte!

Çay ve kahve kültürümüzün bir parçası. Bu nedenle çay ve kahvenin ketofasting beslenmedeki yerini merak ettiğinizi biliyorum. Size hem iyi hem de kötü haberlerim var.

Önce çayla başlayalım.

1. Çay içerisinde bulunan antioksidanlar ile inflamasyonu azaltmaya yardım edebilir. Bu noktada siyah çayın fermente olduğunu ve bu süreç içerisinde antioksidan kapasitesinin zayıfladığını bilmenizi istiyorum. Yani yeşil çay antioksidan konusunda siyah çaydan daha zengin.
2. Çay tazeyken içerisinde bulunan anti-bakteriyel ve anti-fungal etken maddeler sayesinde bağırsak sağlığını olumlu yönde etkiler. Ama eğer çay beklemişse demin içerisine "tanen" adı verilen bir madde geçer. Bu madde bağırsak geçirgenliğini artırarak ters bir etki oluşturur. Dolayısıyla taze çay bağırsaklar için faydalı olabilecekken, beklemiş çay tam tersi kötü bir etki yapar. Son olarak çay üzerinde kullanılabilecek tarım ilaçlarıyla ilgili dikkatli olmanızı tavsiye ederim.
3. Çay içerisinde küçük bir miktar kafein içerir. Bu birkaç bardak tüketimde bir sorun oluşturmazken, uzun vadede ve sürekli tüketimde aşırı uyarılmaya neden olabilir. Hem iyi hem de kötü olan bu durumu kişi bazında değerlendirmek gerek. Eğer gün içinde hafif bir uyanıklık ihtiyacına sahipseniz çay içebilecekken hipertansiyon, ritim bozukluğu gibi durumlarda kafein içeriği sebebiyle çayı hiç tercih etmemelisiniz.

Kısaca siyah çay doğru miktarda tercih edildiğinde (günde en fazla 3-5 su bardağı ve taze) faydalı olabilir.[53] Tabii ki herkes için değil!

Kahveyle devam ediyoruz.

1. Kahve de aynı çay gibi antioksidan içerir. Kavrulma miktarı arttıkça antioksidan kapasitesi azalan kahvede bu sebeple daha fazla antioksidan için "light roast – az kavrulmuş" ibaresi arayın (Türk kahvesi en çok kavrulan, dolayısıyla antioksidan kapasitesi en az kahvelerden biridir).
2. Kahve tüketen insanlar üzerinde yapılan araştırmaları derleyen bir meta analiz (900.000'den fazla kişiyi kapsıyor) kahve içmenin ortalama ölüm riskini azalttığını söylüyor. En fazla fayda için 3 kupa öneriliyor.[54]
3. Ayrıca uyanıklığın, zihinsel gücün, metabolizma hızının artması kahvenin diğer önemli faydalarından.

   Ne yazık ki her şey gibi kahvenin de kötü bir tarafı var.
4. Kahve en çok tarım ilacı kullanılan bitkilerden biridir. Dolayısıyla aşırı kahve tüketimi ağır metal ve benzeri toksik bileşenler açısından size zarar verebilir.
5. Yapılan geniş bir meta analiz, kahve tüketimiyle kemik kırığı riskinin arttığını gösteriyor. Ama artan kırık riskinin tek bir sebebi yok. Birden fazla mekanizmayla kırık riskinin değişmesi sebebiyle ayrıntıya girip kafanızı karıştırmak istemiyorum. Sonuç olarak ileri yaş ve kemik erimesi riski taşıyan bireylerin –özellikle kadınların– kahve tüketmemesini tavsiye ediyorum.[55]
6. Ayrıca toplumda sıklığı artan panik bozukluğu (anksiyete) tetiklemesi, uyku sorunları oluşturması hasebiyle kahve dikkatli kullanılmalı.

Sonuç olarak kahve, kemik erimesi riski olmayan, panik bozukluk yaşamamış ve uyku problemi olmayan bireyler tarafından günlük 2-3 bardak (08.00 ile 17.00 saatleri arasında) tüketilebilir.

53. https://www.ncbi.nlm.nih.gov/pubmed/16855537

54. https://doi.org/10.1093/aje/kwu194

55. https://www.ncbi.nlm.nih.gov/pmc/articles/PMC3506234/

Ketofasting beslenmede tatlandırıcı: Rutin mi, makro mu?

Sürekli rutinden bahsettim ve buna devam etmeyi planlıyorum. Son sayfaya kadar! Tamam ama konunun tatlandırıcılarla ne ilgisi var?

Tatlı isteği iki farklı ihtiyacın yansımasıdır. İlki fizyolojik olan ve kan şekerinin düşüşüne tepki olarak bedeninizin enerji ihtiyacını karşılamak amacıyla yarattığı histir. Ketofasting diyetin ilk haftası hissettiğiniz tatlı ihtiyacı çoğu zaman fizyolojik olarak ortaya çıkar.

İkinci tatlı isteği ise psikolojik tatmin ve zevk duyusuyla alakalıdır. Çünkü tatlı tadı insanlarda ödüllendirme mekanizmasıyla direkt bağlantılıdır. Alınan tat kişinin mutlu hissetmesine sebep olur. Aynı diğer narkotikler (uyuşturucular) gibi. Şaşırdığınızı biliyorum ama gerçek bu. Yani sigara, kokain, alkol ve şeker gibi tüm bağımlılıklar aynı mekanizmayı kullanır. İşte bu sebeple şekeri bırakmak da tıpkı diğer bağımlılıklar gibi zordur.

Diyetin ikinci haftasından sonra (kan şekeriniz düzene oturduktan sonra) hissettiğiniz tüm şeker isteği bağımlılıkla alakalıdır. Bu nedenle ketofasting beslenmenin ilk haftası herkesi zorlarken ikinci haftası bazı insanları zorlar. Sebep çok: basit bağımlılık!

Peki bunları neden anlatıyorum?

Sebep şu; tatlı isteğiniz sadece bağımlılığınızla alakalı ve size kalori yükü oluşturmasa da tüm tatlandırıcılar bağımlılığınızdan kurtulmanıza engel olur. Çünkü beyninizi tatlı aldığı ve tatmin olduğu yönünde uyarır.

Bu sizin rutininizi bozar. Normalde tüketmeyeceğiniz tatlıyı, yapay bir his oluşturarak size verir. Tatlı tüketme alışkanlığınız devam eder, ardından tatlandırıcı olmayan bir toplantıda, tatilde veya başka bir ortamda yakalanırsınız. İşte o zaman rutini bozmaktan başka çareniz kalmaz. Böyle bir durumda kalmanızı istemediğim için sizi uyarıyorum.

Hatta bu noktada size güzel bir haber vereyim.

Yapılan araştırmalar tatlı isteğinin düşük karbonhidratlı diyete başladıktan birkaç hafta sonra azaldığını hatta geçtiğini gösteriyor.[56]

Ama sorumluluğu kabul ederek, ketofasting sınırlarında kalmak için bağımlılığınızdan kurtulduktan sonra tatlı tüketmek isterseniz tatlandırıcı önerilerimi kullanabilirsiniz.

56. https://journals.plos.org/plosone/article?id=10.1371/journal.pone.0091027

Hatta bazı araştırmalar da tatlandırıcıların bağırsak florasında bozulmaya neden olarak metabolik parametreleri bozduğunu gösteriyor.[57] Diğer yandan yapılan bazı araştırmalar kullanılan tatlandırıcıların motivasyonu ve diyete bağlılığı artırabileceğini gösteriyor.[58] Her iki taraf da haklı! Ama farklı yönlerden. Daha önce söylediğim gibi, durum şu; doğru tatlandırıcıyı seç, bağımlılığından kurtulduğundan emin ol ve kullan!

Tatlandırıcı	Glisemik indeksi	Kaynağı	Özel uyarı	Dr. Can Ketofasting puanı
Stevia	0*	Doğal	Sıvı formlarını satın alın. Isı uygulanması sorun oluşturmaz.	99
Eritrol	0**	Doğal ürün fermantasyonu	Pişirme için çok uygundur. Patates ve mısırdan üretildiği için organik ve GDO'suz olanlarını tercih edin. İncebağırsaktan emildiği için alkol olmasına rağmen bağırsak floranıza zarar vermez.	99
Xylitol	13**	Doğal ürün fermantasyonu	Antibakteriyel olduğu için uzun süre aç kalırken ağzınızı temizlemek için kullanılabilir. Yine GDO'suz ve organik olmasına dikkat edin. Ayrıca alkol olduğu için bağırsak floranıza zarar verebilir. Genelde sakızlarda bulunur.	60
İnülin	0	Doğal	Bağırsakta mayalanabilen bir tip besin olduğu için özellikle gis (gastrointestinal – mide ve bağırsak) sorunu olan bireylere tavsiye edilmez.	50
Monk meyvesi tatlandırıcısı	0	Doğal	Bazı monk meyvesi ürünleri aynı zamanda karbonhidratla karıştırıldığı için etiketi dikkatli okunmalı. Ayrıca insülin salınımını uyardığı için özellikle insülin direnci olan kişilerde tavsiye edilmez***	50

* https://www.ncbi.nlm.nih.gov/pmc/articles/PMC4890837/

** https://www.ncbi.nlm.nih.gov/pmc/articles/PMC5756564/

*** https://www.ncbi.nlm.nih.gov/pubmed/21351724

57. https://www.nature.com/articles/nature13793

58. https://onlinelibrary.wiley.com/doi/full/10.1111/j.1528-1167.2008.01740.x

Bazı araştırmalar en masum tatlandırıcılardan biri olan stevia'nın bile insülin salınımını artırabileceğini gösteriyor. Ketofasting beslenme için bu önemli, çünkü salınan insülin keton üretimini bloke edebilir.[59] Bu nedenle ben insülin direnci olan hiçbir hastama hiçbir tatlandırıcıyı önermediğimi ayrıca belirtmek istiyorum.

Kullanmamanızı tavsiye ettiğim tatlandırıcılar ve özel uyarılar:

1. Sükraloz, aspartam, asesülfam potasyum, sakkarin doğal olarak üretilmezler. Birçok konuda hâlâ şüphelerin üzerinde olduğu bu tatlandırıcıları kullanmayın.
2. Bal, akağaç şurubu, agave nektarı, hindistancevizi şekeri gibi doğal tatlandırıcılar ilk başta size sempatik gelebilir. Ama maalesef ketofasting beslenme için uygun değiller. Çünkü çok fazla karbonhidrat içeriyorlar.
3. Ayrıca kimyasal yapıları hasebiyle doğal olarak üretilebilmesine rağmen zararlı bazı etkileri olan maltiol gibi doğal tatlandırıcılardan da uzak durun.
4. Son olarak natvia veya swerve gibi birkaç farklı tatlandırıcının karışımıyla hazırlanmış ürünleri de tercih etmenizi tavsiye etmiyorum. Aslında kullanılabilir olan iki farklı tatlandırıcının kombinasyonu olan natvia (stevia+eritrol) veya swerve'nin (stevia+limon aroması ve bazen eritrol) içeriğini kontrol edemediğiniz için (GDO, kalite ve benzeri) sorun oluşturabilir.

Diyabetik ketozis ile nutrisyonel ketozise arasındaki fark nedir?

Ketofasting beslenmeyle sağlamaya çalıştığımız şey nutrisyonel yani beslenme kaynaklı keton oluşumu. Ama birçok kişi –özellikle hekimler– açısından ketozis korkulan bir kavram. Çünkü bu zamana kadar çevrede görülen ketozis örneklerinin tamamı hastalık kaynaklı.

Peki diyabetik ketozise (ketoasidozis) ile diyete bağlı ketozise

59. https://www.ncbi.nlm.nih.gov/pubmed/14681845

arasında ne fark var? Aslında ne benzerlik var demek daha doğru. İşte farklar!

Nutrisyonel (beslenmeye bağlı) ketozis	Diyabetik ketoasidozis
Kan keton seviyesi ılımlı yüksektir (0,5-8 mmol/L).	Kan keton seviyesi aşırı artmış (8 mmol/L>).
Düşük karbonhidrat alımıyla meydana gelir.	Hücrelerin enerjisiz kalmasıyla meydana gelir. Bu sırada kanda yüksek kan şekeri görülebilir.
Kan şekeri genelde düşüktür.	Kan şekeri çoğu zaman yüksektir.
Kan asiditesi normaldir.	Kan asidik hale gelmiştir.

Yani hayati tehlike oluşturan diyabetik ketoasidoz ile nutrisyonel ketozis tamamen farklıdır. Tehlikeli değildir, yeter ki anlattıklarım paralelinde kalarak doğru uygulama yapın.

Ketofasting yağ ve et tüketilen "asidik" bir diyet mi?

Son zamanların popüler konularından biri alkali beslenme. Antioksidan ve hücreleri alkali hale getirecek kaliteli besinleri esas alıyor. Ketojenik diyet ile alkali diyet karşılaştırmaları yapılıyor.

Bana sorarsanız ketofasting her öğünde sebze içermesi ve antioksidan bakımından zengin olması nedeniyle tüm beslenme tarzlarından daha iyi! Öyle protein fazla da değil. Hatta fazla olmamasını istiyoruz ki ketozise girme sürecinde zorluk yaşamayalım.

E peki ne kaldı?

Yağ! Ama üzgünüm. Popüler kanının aksine ketojenik diyet doğru kurgulandığında (ki bu kitap doğru kurgulamanız için yazıldı) protein kısıtlamasıyla, iyi sıvı alımıyla, insülin azalmasıyla ve mitokondrileri güçlendirmesiyle asidik değildir.

Ketojenik diyet bağırsaklara zarar verir mi?

Artık herkes biliyor, bağırsaklarınız ikinci beyniniz ve neredeyse tüm hastalıklarla ilişkili. Bu açıdan bakıldığında ketofasting beslenmenin bağırsaklara etkisi büyük önem kazanıyor. Zira yediklerinizin sizi beslenmesinin yanında bağırsaklarınızdaki bakterileri de doğru beslemesi ve onları mutlu tutması gerekiyor.

Peki son zamanlarda anlatılanlar doğru mu? Ketojenik diyet ya da bizim versiyonumuz olan ketofasting beslenme bağırsaklara zarar verir mi?

Hayır! İsterseniz ketofasting beslenmenin odak noktalarını ve bu odak noktaların bağırsakla ilişkisini birlikte inceleyelim.

1. Ketofasting diyet bolca lif içerir. Biliyorsunuz lif toksinleri atmak veya kabızlığı önlemek için önemli. Aynı zamanda tükettiğiniz bu lif bağırsakta mayalanarak bütirat adlı bir yapı oluşturur. Bütirat bağırsak bakterileri için harika bir yakıttır. Aynı zamanda bütirat bağırsak hücreleri için anti-inflamatuar role sahiptir. Hatırlayacağınız üzere kronik inflamasyon dokuları hasarlayan bir etkendi. İşte bütiratı artırarak bağırsakları korumak mümkün. Ketofasting beslenme sırasında aldığınız lif miktarını artırdığınız için bütirat düzeyiniz artar ve bağırsaklarınızı beslersiniz.
   Sıkı durun, harika bir bilgi daha geliyor. Bağırsakta liflerin mayalanmasıyla ortaya çıkan bütirat ile ketofasting diyette kanda düzeyi artan beta-hidroksibütirat birbirlerine çok benzerler. Bu sebeple ketozisteki bireylerde artan beta-hidroksibütirat aynı bütirat gibi anti-inflamatuar etki oluşturur ve bağırsakları korur.[60] Ayrıca ketofasting diyet bağırsaktaki bakteri düzenine zarar veren işlenmiş karbonhidrat ve protein açısından fakir olduğu için bağırsakları potansiyel zararlardan korur. Bu karbonhidrat kısıtlaması aynı zamanda kötü beslenmeye bağlı sayıları artan mantar ve zararlı bakterilerin sayısını azaltır.[61]
2. Ketofasting diyet bağırsakta hasar oluşturan alerjenleri kısıtlar. Tahıllarda olan glüten, baklagillerde olan lektin, süt ürünlerinde olan laktoz gibi maddelerin kısıtlanmasıyla beraber kısmen eliminasyon diyeti yapılır ve fazlar arasında sırayla diyete tekrar alınır. Bu şekilde bağırsaklarınıza dinlenme ve toparlanma fırsatı verilir.

60. https://www.ncbi.nlm.nih.gov/pubmed/25686106
https://www.ncbi.nlm.nih.gov/pubmed/25193333

61. https://www.ncbi.nlm.nih.gov/pubmed/24336217

Görüyorsunuz, sorun ketofasting beslenmede değil. Sadece onu yanlış anlayan topluluklarda. Aksi takdirde bu kadar olumlu etki içerisinden olumsuz bir sonuç çıkarmak imkânsıza yakın.

Haksız mıyım?

Ketofasting diyet kadın hormon düzenini bozar mı?

Sık karşılaştığım bir diğer soru ketofasting diyetin kadınlarda hormonal sorunlara yol açıp açmayacağıyla ilgili. Bu soru çok yerinde, çünkü hormonal sağlık yediklerinizle yakından ilişkilidir ve belli bireylerde farklı uygulamalar gerekebilir.

Öncelikle ketofasting diyet ve hormonal düzendeki önemli hususlara değinmek istiyorum.

1. Ketofasting diyet tiroit hormonu düzeyini azaltır. Bu konuya daha önce değinmiş ve tiroit hastalığı olan ve özellikle kontrol altında olmayan bireylerde ağır ketofasting diyetin hormonları yavaşlatabileceğini söylemiştim. Kadınlarda yaşanacak tiroit hormonu eksikliği aynı zamanda kadınlık hormonlarına da etki eder. Bu durum mens döngüsünün kesilmesine sebep olabilir.
2. Ağır kalori kısıtlaması vücudu tıpkı diğer beslenmelerde olduğu gibi kıtlık moduna sokabilir. Bunu daha çok profesyonel atlet veya hızlı kilo vermek isteyen modellerde görüyoruz. Dolayısıyla bahsettiğim durumu ketofasting beslenmeyle ilişkilendirmek güç olsa da ani ve ağır kalori kısıtlaması yapılan ketofasting diyet kadın hormonal düzenini bozabilir.
3. Kortizol bildiğiniz üzere bedenin strese cevap vermesini sağlayan, namı diğer stres hormonu. Ketofasting diyette kontrollü aç kalarak ve karbonhidratı kısıtlayarak vücuda sınırlı stres veriyor ve bu stresin sizi daha güçlü yapmasını istiyoruz. Tıpkı egzersiz gibi... Fakat bazı insanlarda metabolik veya mental stres faktörleri çok daha ağır olduğu için üzerine eklenen beslenme stresi ekstra bir yük yaratıp kişinin fazla kortizol salgılamasına sebep olur. Bu durum kortizole bağlı kadın hormonal düzen bozukluklarına yol açar.

Peki bahsettiğim etkiler ketofasting diyetin yukarıdaki etkilerin varlığında veya yokluğunda kadınlar için zararlı olduğunu mu gösterir?

Kesinlikle hayır. Konumuz tamamen uygulama ve doğru şekilde bedeninizi tanımanız. Yani fazladan kortizol üreten bu kişiler ketofasting uygulaması olmadan zarar görmüyor mu? Ya da ağır kalori kısıtlaması diğer diyetlerle beraber zararlı değil mi? Tiroit hormonu bozukluğu olabilecek kişilerde ketofasting olmasa sorun olmayacak mı?

Siz de biliyorsunuz, sorunumuz sadece bedeni doğru anlamak ve ona göre davranmak. Ki bahanelere sığınmadan baktığımızda ketofasting diyetin kadınlık hormonu üreten merkezlerin daha etkili çalışmasına yardımcı olduğunu, insülin direncini azaltarak kadınlarda östrojen metabolizmasını desteklediğini biliyoruz.[62]

Tamam, hadi kafanızı daha fazla karıştırmadan ne yapacağımıza geçelim.

Tiroit hastalığınız varsa karbonhidrat düzeyini günlük 40-60 gramlarda tutarak önce sisteme alışmayı denemelisiniz. Dolayısıyla tiroit hastalığı olan bireylerde önce faz III, sonra faz II en son faz I yaptıktan sonra, tekrar faz III'e doğru ilerlemeliyiz. Bu şekilde tiroit hormonlarının ani karbonhidrat kısıtlamasından etkilenmesini engelleyebilirsiniz.

Hızlı kilo vermeye çalışıyorsanız ve daha önceden yaşanmış hormonal bozukluk öykünüz varsa kesinlikle ani kısıtlamaya gitmeyin. Unutmayın, vücudunuza ne kadar az kalori alırsanız o kadar hızlı zayıflamayacak. Eğer öyle olsaydı muhtemelen açlığa adapte olamayan atalarımız hayatlarını sürdüremezdi. Bu noktada yapmanız gereken şey, önceliği sağlığınıza vermeniz ve kilo verme hedefini haftalık 1 kilo olarak tutmanız olacak.

Stresinizin fazla olduğunu düşünüyor ya da kortizolünüzün fazla olduğunu biliyorsanız günlük rutininize meditasyon ve nefes egzersizi ekleyin. Faz I'i atlayarak faz II'den başlayın ve iki ay uygulayın. Ardından faz III'e geçin. Bu şekilde keto adaptasyonunu daha rahat geçirmiş olacaksınız. Ayrıca yapılan araştırmalar gösteriyor ki

62. https://www.ncbi.nlm.nih.gov/pubmed/7014323
https://www.physiology.org/doi/full/10.1152/ajpendo.00717.2006

stres hormonu düzeylerinin artışı sadece ketofasting beslenmenin başlangıç safhasında oluyor. Ketofasting'e adapte hale geldiğinizde kortizol seviyesi düşerek sizi rahatlatacaktır.[63]

Ketofasting diyet yapmak istiyor ama daha önce hormonal dengenizde bir bozukluk yaşamışsanız:

1. Başlangıç aşamasında egzersizi abartmayın.
2. Başlangıç aşamasında kaloriyi kısıtlamayın. Ketofasting adapte hale geldikten yani diyeti uygulayıp bir süre geçirdikten sonra kalori kısıtlamaya başlayın.
3. Kendinizi rahatlatın. Bu daha önce bahsettiğim nefes egzersizi, meditasyon ya da başka bir şey olabilir. Seçimi size bırakıyorum.
4. Ketozise girdiğinizden emin olun. Bu tip durumlarda ketozise girmekte zorlanan kişiler çoğunlukta ve karbonhidratı kısıtlamanıza rağmen ketozise giremezseniz çok daha fazla zarar görmeniz olası.

İşte bilmeniz gerekenler sadece bunlar. Eğer doğru uygularsanız ketofasting diyet hormonlarınızı bozmaz, aksine düzeltir. Siz yeter ki bedeninizi iyi anlayın ve dinleyin.

Ketofasting diyette alkol alınabilir mi?

Alkol birçok kişi için sosyalleşme aracı. Biz ne kadar zararlı olduğunu söylesek de insanlar ketofasting beslenme sırasında alkol alımıyla ilgili ne yapacaklarını bilmek istiyorlar.

Öncelikle alkol ve ketofasting beslenme ilişkisiyle ilgili birkaç şey söylemek isterim. İlk husus alkolün vücut sıvılarının yerini değiştirme yeteneği. Bu yetenek tamamen yoğunlukla ilgili ve bedene alkol almaya başladığınız anda sıvı kaybetmeye başlarsınız.

Bu özellikle ketofasting faz I'de insanların aşırı sıvı kaybetmesine neden olur. Mevsim ve beslenme faktörleri de işin içine girerse ciddi mineral kaybı ve hastalık hissi söz konusu olabilir. Dolayısıyla her ne olursa olsun faz I'de alkol tüketimini önermiyorum. Bir ay sabredin yahu!..

63. https://www.fasebj.org/doi/abs/10.1096/fasebj.31.1_supplement.1036.3

İkinci husus ise alkolün karbonhidrat düzeyiyle ilgili. Biliyorsunuz, alkol şekerli bir bileşen ve ketofasting beslenmede en çok korktuğumuz şey şeker. Ayrıca "meze" alışkanlığı ülkemizde çok gelişmiş durumda. Dolayısıyla alkol sizi şeker açısından zorlamasa da mezeler diyetinizi berbat edebilir.

Tamam, diyelim ki gözünüzü karарttınız ve tüm bu anlattıklarıma rağmen alkol alacaksınız. Seçiminiz ne olmalı?

Tavsiyem viski, votka ve cin yönünde. Toniksiz ve şeker içermeyen katkılar ile –bu durumda en güzel örnek sodadır– tüketebileceğiniz haftalık alkol miktarı makrolara uymak şartı ile 15 cl'dir.

Listede neden şarap yok diye merak ediyor olabilirsiniz. Çünkü şarap yıllarca televizyonlarda "kalp dostu içki" olarak pompalandı ve buna karşıyım!
Bunun birkaç sebebi var. Öncelikle şarap; cin, viski ve votkaya göre daha fazla karbonhidrat içerir. Ayrıca üzüm EWG'ye göre (çevresel çalışma grubu) üzerinde en fazla tarım ilacı kullanılan bitkiler listesinde 6. sırada.[64] Dolayısıyla tarım ilacı kalıntısı ile mayalanma riski olan bu alkolü ve türevlerini (rakı) tercih etmiyoruz.
Yine de "Karbonhidratı düşük olsun, ben şarap içeceğim" diyorsanız "dry wine" tiplerini tercih edebilirsiniz.

Keto rash: Bilinmeyen bir yan etki

Bazı hastalarım ketofasting diyete başladıktan sonra yaşadıkları ve onlar için garip bir durumu benimle paylaşıyorlar. Diyetin ilk haftasından sonra başlayan, kızarık ve kaşıntılı lezyonlar bahsi geçen "keto rash" durumunun en önemli bulgusu.

Oldukça nadir olmasına rağmen can sıkıcı bir durum. Özellikle ketofasting diyete kesinlikle ihtiyacı olan epilepsi, kanser ya da diyabetik bireyler keto rash ile isyanın eşiğine geliyorlar.

Peki keto rash, yani kızarıklık ve kaşıntı durumu neden ortaya çıkıyor?

64. https://www.ewg.org/foodnews/full-list.php

Konuyla ilgili net bir sebep-sonuç ilişkisi ortaya koyamasak da birkaç tahminimiz var. Bunlardan ilki keton cisimlerinin terlemeyle atılmasıyla deriyi rahatsız etmesi. İkinci durum ise yağlarda biriken ve daha önce bahsettiğim ağır metal ya da diğer toksinlerin kana geçmesi.

Son olarak da diyette fazla tüketilen belli başlı besinlere karşı duyarlılık. Zira kuruyemişi abartan kişilerde eğer önceden fark edilmemiş bir duyarlılık varsa keto rash ortaya çıkabiliyor.

Sonuç olarak her gün diyeti bırakmanın eşiğine gelen pek çok kişiyle tanışıyorum.

Peki ama ne yapacağız?

Öncelikle keton cisimlerinin deriyle atılımını azaltmak gerekiyor. Hatırlarsanız keton cisimleri de alerjik yanıt oluşturabiliyordu. Bunun için yapılacak en güzel şey diyetin sertliğini düşürmek ve kan ketonunun 0,5 ile 1 mmol/L arasına çekmek. Ayrıca her gün sıcak duş yaparak terlemeyi sağlamak ve ketonu atmak, ardından duştan çıkarken soğuk suyla gözenekleri kapatmak güzel bir yöntem. Tabii sıcak duş yerine sauna tercih ederseniz etki kat be kat artacaktır.

Diğer nokta ise kana geçen toksinlerin etkisini azaltmak için detoksifikasyonu güçlendirmek olacak. Özellikle alfa lipoik asit gibi ağır metal bağlayan antioksidanlar kullanılabilir, milk thistle gibi desteklerle karaciğer desteklenebilir ve safra yoluyla bağırsaklara atılmış toksinlerin kana geçişini engellemek için psyllium gibi lifler kullanılabilir.

Son olarak alerjik yapıya sahip olabilecek kuruyemişleri ve tohumları (susam ve benzeri) diyetten bir süre çıkartarak yerine zeytinyağı eklemek fayda sağlayabilir.

Ayrıca keto rash için bir diğer nokta ısrarcı olmamak. Çünkü ketojenik faz insan bedeni için neredeyse her şeyin değiştiği bir dönemi ifade ediyor. Aceleci olmadan düşük karbonhidrat ve ketofasting arasında sürekli denemeler yaparak bedeninizi adapte etmek de oldukça önemli bir seçenek.

Fark etmeden kronik kandidiazis gibi enfeksiyonlardan mustarip kişilerin ketofasting beslenmeye geçmesi, bağırsaklarında birikmiş mantarların parçalanmasıyla beraber kana toksin geçişine neden olabilir.

Bu durum "die off" adı verilen Jarisch–Herxheimer reaksiyonu olarak adlandırılır.
Dolayısıyla keto rash herkesin sandığı gibi kötü olmayabilir. Aksine yaşanan keto rash iyileşmenizin bir müjdesi olarak değerlendirilebilir.

Tuz: Zararlı olduğu sanılan ama şifanın ana kaynağı madde

Kitabın belli bölümlerinde parça parça bahsetsem de tuzla ilgili ayrıntılı bilgiyi buraya sakladım. Biliyorsunuz, diyete veya sağlıklı yaşamaya başlayan bireylerin yaptığı büyük bir hata var. Tuz tüketimini kısıtlamak!

Peki neden?

Çünkü doğadaki tüm canlılar tuza ihtiyaç duyar. Aynı keçinin kayayı yaladığı gibi...

Aslında diğer canlılar gibi bizler de ciddi şekilde tuz ihtiyacı çekiyoruz. Hücrelerinizin içerisinde sıvı tutabilmek, sinir uyarısını devam ettirebilmek, kalp kasını kasabilmek ve nicesi için...

Tuzla ilgili çok ciddi araştırmalar mevcut:

- Ciddi sodyum kısıtlamasının ölüm riskini artırdığını biliyoruz.[65]
- Tuz kısıtlaması yapmanın insülin direncini artırdığını biliyoruz.[66]
- Aşırı tuz kısıtlaması yapmanın ortalama tansiyonu her zaman düşürmeyeceğini biliyoruz.[67]

Yani, tuz kısıtlanmaması gereken bir kaynak. Sadece doğru kullanmayı ve ölçmeyi öğrenmelisiniz. İşte bunu sağlayacağım.

İlk bilgi yemeklere pişirme sırasında tuz eklememeniz gerektiğidir. Bu hem ne kadar tuz aldığınızı öğrenmenizi engeller, hem de iyot gibi önemli minerallerin etkisini kaybetmesine neden olur. Eve güzel bir tuz öğütücü almanız ve masanızda bulundurmanız yeter-

65. https://www.nejm.org/doi/full/10.1056/NEJMoa1311889

66. https://www.ncbi.nlm.nih.gov/pmc/articles/PMC3036792/
https://www.ncbi.nlm.nih.gov/pubmed/12691602/

67. https://www.fasebj.org/doi/abs/10.1096/fasebj.31.1_supplement.446.6

li. Bu şekilde herkes tuzunu sonradan koyabilir.

İkinci bilgi ise tuz tipiyle ilgili. Dünya kirlendi ve artık tuzların içerisinde bile atık var. Durum o kadar vahim ki 39 farklı tuz markasının incelendiği bir çalışmada ürünlerin çoğunda mikroplastik bulunmuştur.[68] Bu sebeple kirlenmemiş ve kaliteli tuz seçimi çok önemli. Benim tavsiyem ise analiz edilmiş olmak kaydıyla (ağır metal ve mikroplastik) kaya tuzu ve pembe Himalaya tuzu olacak. Hemen korkmayın, tuzu siz analiz ettirmeyeceksiniz, artık birçok marka zaten hassas tüketiciler için analizlerini paylaşıyor.

Üçüncü nokta ise miktar. Önerim ketofasting faz I'de 12-15 gram arası tuz, faz II ve devamında ise 9-12 gram arası tuz tüketimi olacak. Bu miktar kabaca faz I için 2-2,5 çay kaşığı, faz II ve sonrası için 1,5-2 çay kaşığına denk geliyor.

Ketojenik diyette bazı kaynaklar potasyum alımını tavsiye ediyor. Evet, potasyum hayati bir element ve ketofasting beslenmede de eksik kalabilir.

Ama, potasyum oldukça tehlikeli bir maddedir. Özellikle kalp üzerindeki etkisi nedeniyle ileri yaştaki böbrek hastalığı olan bireyler için ölümcül olabilir. Bu sebeple asla ve asla, hekiminize danışmadan potasyum takviyesi almayın. Ispanak, kabak, patlıcan, brokoli gibi potasyum zengini besinler ne güne duruyor hem?

68. https://pubs.acs.org/doi/10.1021/acs.est.8b04180

Dr. Can'ın 15 ketofasting yaşam öğretisi

1. Açlık ve düşük karbonhidratlı beslenmek sizi hastalıklardan korur, huzurlu ve mutlu yaşamanıza yardımcı olur.
2. Açlık hissi çoğu zaman gerçek değildir, beyninizin ve alışkanlıklarınızın size yaptığı sinsi bir oyundur.
3. Gün içinde en az 12 saat aç kalınmalıdır. Tercihen açlık süresi 16-18 saat arasında tutulmalıdır.
4. Tokluk periyodu tercihen gündüz vakitlerinde yani havanın aydınlık olduğu saatleri içermelidir. Hava karardıktan sonra beslenilmemelidir. Bu kural yoğun çalışan ve imkânı olmayan kişiler için geçerli değildir.
5. Tuz alımından korkulmamalıdır. Günlük 1,5-2 çay kaşığı iyi kalite tuz sizi hastalılardan korur.
6. Kahvaltı anlatıldığı kadar iyi bir öğün değildir.
7. Meyve sanıldığı kadar faydalı bir besin öğesi değildir. Diyabetikler, kolesterol sorunu olanlar ve benzeri metabolik problemi bulunan kişiler için zehirdir.
8. Beslenme sistemini sürdürmek için rutin oluşturmak her şeydir. Rutini olmayan kişinin ne kadar sağlıklı beslendiğinin bir önemi yoktur, çünkü o beslenme tarzını er ya da geç bırakacaktır.
9. Toplam karbonhidrat miktarından lif miktarını çıkartarak net karbonhidrat ağırlığını buluruz. Toplam karbonhidrat miktarı ketofasting diyet için önemsizdir.
10. Ketozise girebilmek için günde 40 gram ve altında net karbonhidrat alınmalıdır. Aynı zamanda net karbonhidrat ve protein ağırlığının toplamı yağ ağırlığından az olmalıdır.
11. Ketozise girdiğini anlamak için en iyi yol kandan beta-hidroksibütirat ölçümüdür.
12. Sık sık beslenmek toplumun büyük kısmı için büyük bir hatadır.
13. İdrarı renksiz tutacak kadar su tüketmek sağlıklı kalmak için yeterlidir.
14. İleri yaşlarda zayıf olmak ölüm riskini artırır.
15. Yağ değil inflamasyon düşmanınızdır. İyi yağlar inflamasyonu azaltırken, aşırı karbonhidrat alımı insülin hormonunu etkileyerek inflamasyonu artırır.

Sonsöz

İyisiyle kötüsüyle gerçekten inandığım, üzerinde uzun süre çalıştığım ve toplum sağlığına olumlu etkileriyle ülkeme fayda sağlayacağını düşündüğüm ketofasting sistemini sizinle paylaştım.

Artık topu size bırakıyorum. Gerçekten kararlı olur ve pes etmezseniz harika bir beslenme tarzının kapısını bu kitapla aralayacak ve çevrenize faydalı olacaksınız.

Unutmayın, artık siz de bir ketofasting gönüllüsüsünüz. Göreviniz sadece kendinizi kurtarmak değil. Çevrenizdeki bireylere bu sistemi anlatmak ve onları sağlıklı bir yaşam tarzına sahip olmaları için bilinçlendirmek milli göreviniz. Çünkü onlar da birinin eşi, kardeşi ya da sevdiği olarak sağlıklı olmayı hak ediyorlar.

Kendinize çok iyi bakın, bilimin izinden ayrılmayın!

Ben Dr. Can, sizi çok seviyorum ve sonraki kitaba kadar karşınızdan saygıyla ayrılıyorum!

Günlük hayatta sık kullanılan öğelerin besin değerleri

Bu besin listesini genişletmeniz için tabloya boş satırlar ekledik. Listede olmayan ve sık kullandığınız besinleri buraya yazarak faydalanabilirsiniz.

SEBZE (100 gram üzerinden)	Kalori (kcal)	Yağ (gr)	Net karbonhidrat (gr)	Protein (gr)
Ispanak	23	0,39	1,41	2,86
Marul	15	0,2	1,5	1,4
Roka	25	0,7	2,1	2,6
Kuşkonmaz (çiğ)	20	0,1	1,9	2,2
Kabak	16	0,2	2,2	1,2
Salatalık	12	0,2	1,5	0,6
Domates	18	0,2	2,7	0,9
Kiraz domates	18	0,2	2,7	0,9
Kıvırcık lahana	50	0,7	8	3,3
Lahana (çiğ)	25	0,1	3,3	1,3
Kereviz	16	0,2	1,8	0,7
Yeşil biber	20	0,2	2,9	0,9
Kırmızı biber	31	0,3	4,2	1
Patlıcan	24	0,2	2,3	1
Brokoli	34	0,4	4	2,8
Karnabahar	25	0,1	2,8	2
Mantar	22	0,3	2,3	3,1
Kuru soğan	40	0,1	7,6	1,1
Sarmısak	149	0,5	31	6,4
Bamya	23	0	1,9	1,9
Balkabağı	20	0	3,2	0,8
Kiraz (tatlı)	62	0,3	12,8	1
Kavun	37	0,2	8	0,4

Çin lahanası	14	0	1,4	1,4
Frenk soğanı	33	0	0	3,33
Hindiba	16	0	0	1,2
Rezene	30	0	4,5	1,1
Göbek marul	13	0	1,38	0,96
Maydanoz	25	0	2,5	2,5
Turp	17	0	1,66	0
Yeşil soğan	32	0	4	2
Pancar yaprağı	27	0	2,76	2,76
Brüksellahanası	35	0	5 g	2,5
Lahana (yeşil)	23	0	3,3	1,3
Lahana (kırmızı)	30	0	4	1,3
Pazı	19	0	1,7	2,26
Pırasa	31	0	6,72	0,9

YAĞLAR (100 gr üzerinden)	Kalori (kcal)	Yağ (gr)	Net karbonhidrat (gr)	Protein (gr)
Sızma zeytinyağı	884	100	0	0
Avokado yağı	884	100	0	0
Hindistancevizi yağı	862	100	0	0
Sade yağ (ghee)	884	100	0	0
Tereyağı	717	81,11	0,06	0,85
Ketentohumu yağı	882	99,96	0	0,07
Susam yağı	882	99,96	0	0
MCT	130	14	0	0

YAĞ ZENGİNİ BESİNLER (100 gr üzerinden)	Kalori (kcal)	Yağ (gr)	Net karbonhidrat (gr)	Protein (gr)
Avokado	160	14,7	1,8	2
Yumurta	143	10	0,7	13
Somon	208	13	0	20
Yeşil zeytin	145	15,3	0,5	1
Macadamia fındığı	718	76	5	8
Brezilya fındığı	656	66	4	14
Badem	576	49	10	21
Cheddar peyniri	402	33	1,3	25
Kaju	535	42,84	32,13	14,28
Hindistancevizi (rendelenmiş)	355	35	5	5
Fındık	624	58,8	8,82	14,7
Pekan cevizi	700	71,4	3,57	8,2
Kabak çekirdeği	600	46,62	3,33	29,97
Ayçekirdeği	533	49,9	10	19,98
Tahin	592	53,28	13,3	17,4
Ceviz	665	64,26	7,14	14,28
Krem peynir	333	33	2	6,6
Keçi peyniri	268	21,4	0	17,8
Mozarella	303	22,5	2,1	22,5
Parmesan	396	26	3,57	35,7
Siyah zeytin	158	15,7	5,26	0

PROTEİN ZENGİNİ BESİNLER (100 gr üzerinden)	Kalori (kcal)	Yağ (gr)	Net karbonhidrat (gr)	Protein (gr)
Tavuk (göğüs)	195	7,7	8	30
Tavuk (but)	245	15,36	0	25
Hindi eti	119	2,9	0	21,8
Ördek eti	132	6	0	18,3
Dana ve kuzu eti	288	20	0	26
Dana karaciğer	135	3,6	3,9	20,4
Dana böbrek	103	3,1	0,3	17,4
Kemik suyu (dana)	17	0	0	2
Karides	106	1,7	0,9	20,3
Beyazpeynir	264	21,3	4,1	14,2
Yoğurt	59	0,4	3,6	10

MEYVELER (100 gr üzerinden)	Kalorı (kcal)	Yağ (gr)	Net karbonhidrat (gr)	Protein (gr)
Ahududu	52	0,665	5,44	1,2
Çilek	32	0,3	5,68	0,67
Böğürtlen	43	0,49	4,31	1,39
Yabanmersini	57	0,33	12,1	0,74

ÇEŞNİLER (100 gr üzerinden)	Kalori (kcal)	Yağ (gr)	Net karbonhidrat (gr)	Protein (gr)
Limon suyu	26	0	8,5	0,39
Hardal	66	4	1,7	4,4
Mayonez	680	75	0,6	1
Elma sirkesi	22	0	0,9	0
Kuru fesleğen	233	4,1	10	23
Karabiber	251	3,3	39	10
Arnavutbiberi	318	17	30	12
Sarmısak tozu	331	0,7	64	17
Zerdeçal	354	10	44	8
Kapari	22	0,7	1,1	2,2
Jalopeno biber	40	0,4	7,3	1,9
Pesto sos	387	39	6,6	4,7
Soya sosu	61	0	5	10,5
Acı sos	21	0,8	0,8	0,1
Balzamik sirke	88	0	16,8	0,5
Wasabi	200	0	40	0

İÇECEKLER (100 gr üzerinden)	Kalori (kcal)	Yağ (gr)	Net karbonhidrat (gr)	Protein (gr)
Şekersiz kahve	0	0	0	0
Siyah veya yeşil çay	0	0	0	0
Badem sütü (şekersiz)	17	1,5	0,6	0,6
Hindistancevizi sütü (şekersiz)	187	21	2,6	2

Kaynakça

https://www.ncbi.nlm.nih.gov/pubmed/19049574
Stafstrom C.E., Rho J.M., (ed.), "Epilepsy and the ketogenic diet", Totowa: *Humana Press*; 2004.
https://www.ncbi.nlm.nih.gov/pmc/articles/PMC3181909/
https://www.ncbi.nlm.nih.gov/pubmed/9366728
http://onlinelibrary.wiley.com/doi/10.1111/j.1600-0404.1996.tb05868.x/abstract
https://www.ncbi.nlm.nih.gov/pubmed/19699265
https://www.ncbi.nlm.nih.gov/pubmed/26357550
https://www.ncbi.nlm.nih.gov/pubmed/12847160
https://www.ncbi.nlm.nih.gov/pubmed/16603636
https://www.ncbi.nlm.nih.gov/pmc/articles/PMC1325029/
https://www.ncbi.nlm.nih.gov/pmc/articles/PMC2633336/
https://www.ncbi.nlm.nih.gov/pmc/articles/PMC5329646/
https://www.ncbi.nlm.nih.gov/pmc/articles/PMC1368980/
https://bmccancer.biomedcentral.com/articles/10.1186/1471-2407-11-315
Kotler DP. Cachexia. Ann Intern Med. 2000;133:622–634. [PubMed]
https://academic.oup.com/ajcn/article/48/2/240/4694971
"Textbook of biochemistry with clinical correlation 4th", ed. Thomas M. Devlin, *Wiley-Liss,* 1997.
"Talbot vd., 2012."
"Hoyer vd., 1988."
https://academic.oup.com/ajcn/article/91/3/502/4597078
https://academic.oup.com/ajcn/article/67/5/828/4666151
10.1210/jc.2002-021480
https://www.ncbi.nlm.nih.gov/pubmed/18469245?dopt=Abstract&holding=npg
https://doi.org/10.1152/physrev.00015.2004
https://www.ncbi.nlm.nih.gov/pubmed/29105987
https://www.ncbi.nlm.nih.gov/pmc/articles/PMC4617348/

https://www.ncbi.nlm.nih.gov/pubmed/15123336/
https://www.ncbi.nlm.nih.gov/pubmed/16435389/
https://www.ncbi.nlm.nih.gov/pubmed/22787591
https://www.ncbi.nlm.nih.gov/pubmed/15728303/
https://www.ncbi.nlm.nih.gov/pmc/articles/PMC2649682/
https://www.ncbi.nlm.nih.gov/pmc/articles/PMC2367001/
http://journals.sagepub.com/doi/abs/10.1177/0271678X15610584?journalCode=jcba
https://www.nature.com/articles/s41467-017-00707-0
https://www.sciencedirect.com/science/article/pii/S2467981X1730015X
http://circ.ahajournals.org/content/105/9/1135
https://www.ncbi.nlm.nih.gov/pubmed/22390643
https://jamanetwork.com/journals/jamapsychiatry/fullarticle/2470679
https://ajp.psychiatryonline.org/doi/abs/10.1176/appi.ajp.2014.14010094
https://www.sciencedirect.com/science/article/pii/S1740675706000661#tbl2
https://www.ncbi.nlm.nih.gov/pmc/articles/PMC5542678/
https://www.ncbi.nlm.nih.gov/pubmed/23504697
https://www.ncbi.nlm.nih.gov/pubmed/27903518

https://www.ncbi.nlm.nih.gov/pmc/articles/PMC5131210/
Acheson K. J., "Nutritional influences on lipogenesis and thermogenesis after a carbohydrate meal", *Am J Physiol* (1984) 246: E62-E70.
Shah M.; Garg A., "High-fat and high-carbohydrate diets and energy balance", *Diabetes Care,* (1996) 19: 1142-1152.
Hellerstein M., "Synthesis of fat in response to alterations in diet: insights from new stable isotope methodologies", *Lipids* (1996) volume 31 (suppl) S117-S125.
https://www.ncbi.nlm.nih.gov/pmc/articles/PMC5384055/
https://www.ncbi.nlm.nih.gov/pubmed/21410865
10.1093/ajcn/71.6.1511
https://doi.org/10.1002/oby.20027
https://www.ncbi.nlm.nih.gov/pubmed/17183154
10.1038/oby.2007.516
https://www.ncbi.nlm.nih.gov/pubmed/18564298
https://www.ncbi.nlm.nih.gov/pmc/articles/PMC535701/
https://www.ncbi.nlm.nih.gov/pmc/articles/PMC3763921/
https://www.ncbi.nlm.nih.gov/pubmed/16855537
https://doi.org/10.1093/aje/kwu194
https://www.ncbi.nlm.nih.gov/pmc/articles/PMC3506234/

https://www.nature.com/articles/nature13793
https://www.ncbi.nlm.nih.gov/pubmed/14681845
https://onlinelibrary.wiley.com/doi/full/10.1111/j.1528-1167.2008.01740.x
https://journals.plos.org/plosone/article?id=10.1371/journal.pone.0091027
https://www.ncbi.nlm.nih.gov/pmc/articles/PMC4890837/
https://www.ncbi.nlm.nih.gov/pmc/articles/PMC5756564/
https://www.ncbi.nlm.nih.gov/pubmed/21351724
https://academic.oup.com/ajcn/article/97/1/127/4576988
https://www.ahajournals.org/doi/full/10.1161/01.cir.95.1.69
https://academic.oup.com/jn/article/136/2/384/4664306
https://www.niddk.nih.gov/health-information/digestive-diseases/constipation
https://doi.org/10.1080/17512433.2018.1519391
https://doi.org/10.1002/14651858.CD011737
https://academic.oup.com/ajcn/article/91/3/535/4597110
10.1136/openhrt-2013-000032
https://www.ncbi.nlm.nih.gov/pubmed/14769489
https://www.ncbi.nlm.nih.gov/pubmed/7768357
Textbook of biochemistry with clinical correlation 4th ed. "Ed. Thomas M. Devlin. Wiley-Liss 1997
https://nutritionandmetabolism.biomedcentral.com/articles/10.1186/s12986-015-0009-2
Lobstein, Jean Frédéric Traité *d'anatomie pathologique,* Levrault, Paris, 1833; 2.
https://www.ncbi.nlm.nih.gov/pubmed/30101436
https://extension.oregonstate.edu/sites/default/files/documents/1/glycemicindex.pdf
https://www.ncbi.nlm.nih.gov/pubmed/11099057
https://www.ncbi.nlm.nih.gov/pubmed/18395289
https://www.ncbi.nlm.nih.gov/pubmed/371355
https://www.ncbi.nlm.nih.gov/pubmed/19943985
10.3389/fpubh.2014.00059
https://doi.org/10.1016/j.cupe.2005.12.011
Okamoto E., Hiratsuka Y., Otsubo K., Kumakawa T., "Evaluation of the health check up and guidance program through linkage with health insurance claims", *Journal of the National Institute of Public Health,* (2013) 62(1):13-30
https://www.ncbi.nlm.nih.gov/pubmed/3592618
https://www.ncbi.nlm.nih.gov/pubmed/18779282
10.1017/jns.2014.51
http://faculty.seattlecentral.edu/jwhorley/Breakfast_BMI.pdf

https://doi.org/10.3945/ajcn.113.068122
http://journals.sagepub.com/doi/abs/10.1177/0898264311408419
https://www.ncbi.nlm.nih.gov/pubmed/25686106
https://www.ncbi.nlm.nih.gov/pubmed/25193333
https://www.ncbi.nlm.nih.gov/pubmed/24336217
https://www.ncbi.nlm.nih.gov/pubmed/7014323
https://www.physiology.org/doi/full/10.1152/ajpendo.00717.2006
https://www.fasebj.org/doi/abs/10.1096/fasebj.31.1_supplement.1036.3
https://www.ewg.org/foodnews/full-list.php
https://www.nejm.org/doi/full/10.1056/NEJMoa1311889
https://www.ncbi.nlm.nih.gov/pmc/articles/PMC3036792/
https://www.ncbi.nlm.nih.gov/pubmed/12691602/
https://www.fasebj.org/doi/abs/10.1096/fasebj.31.1_supplement.446.6
https://pubs.acs.org/doi/10.1021/acs.est.8b04180